Horst Wörner
Röntgen beim Zahnarzt

Horst Wörner

Röntgen beim Zahnarzt

4. erweiterte Auflage

Deutscher Ärzte-Verlag Köln

Prof. Dr. med. dent. Horst Wörner
Zentrum für Zahn-, Mund- und Kieferheilkunde
Klinik und Poliklinik für Mund-, Kiefer-
und Gesichts-Chirurgie
Osianderstraße 2-8, 72076 Tübingen

Mit 94 Abbildungen in 158 Einzeldarstellungen
und 15 Tabellen

ISBN 3-7691-4070-2

Einbandabbildung oben: Panoramaschichtaufnahme. Ausschnitt rechte Kieferseite. Ausgedehnter zystischer Prozeß, Kieferwinkel und aufsteigender Ast.
Unten: Fernröntgenbild rechts lateral. Zur Darstellung der Skelett- und Weichteilstrukturen. Mit Meßstrecken für die kieferorthopädische Diagnostik.

Die Deutsche Bibliothek – CIP-Einheitsaufnahme

Wörner, Horst:
Röntgen beim Zahnarzt / Horst Wörner. – 4. erw. Aufl. – Köln: Dt. Ärzte-Verl., 1997
ISBN 3-7691-4070-2 brosch.

Die Dosierungsangaben sind Empfehlungen. Sie müssen dem einzelnen Patienten und seinem Zustand angepaßt werden. Die angegebenen Dosierungen wurden sorgfältig überprüft. Da wir jedoch für die Richtigkeit dieser Angaben keine Gewähr übernehmen können, bitten wir Sie dringend, insbesondere bei seltener verordneten Arzneimitteln, die Dosierungsempfehlungen des Herstellers zu beachten.

Die Wiedergabe von Gebrauchsnamen, Handelsnamen, Warenbezeichnungen usw. in diesem Werk berechtigt auch ohne besondere Kennzeichnung nicht zu der Annahme, daß solche Namen im Sinne der Warenzeichen- oder Markenschutz-Gesetzgebung als frei zu betrachten wären und daher von jedermann benutzt werden dürfen.

Das Werk ist urheberrechtlich geschützt. Jede Verwertung in anderen als den gesetzlich zugelassenen Fällen bedarf deshalb der vorherigen schriftlichen Genehmigung des Verlages.

Copyright © by
Deutscher Ärzte-Verlag GmbH, Köln 1997

Satz: Deutscher Ärzte-Verlag
Druck: medio DRUCK & LOGISTIK, Köln
Bindung: Buchbinderei Lottmann, Pulheim

Inhaltsverzeichnis

Vorwort zur ersten Auflage 9
Vorwort zur vierten Auflage 10

1	**Begriffe und Definitionen**	11
1.1	Grundlagen	11
1.1.1	Energie	11
1.1.2	Strahlung	11
1.1.3	Aufbau der Materie	13
1.1.4	Ionisierende Strahlung	15
1.1.5	Strahler	15
1.1.6	Halbwertschicht / Halbwertdicke	16
1.1.7	Primärstrahlung	16
1.1.8	Streustrahlung	16
1.2	Dosis und Dosisbegriffe	16
1.2.1	Dosis	16
1.2.2	Dosisbegriffe	17
1.3	Abstandsquadratgesetz	18
1.4	Strahlenexposition/Strahlenpegel	19
1.5	Kontrollbereich	19
1.6	Betrieblicher Überwachungsbereich	20
1.7	Begriffe aus der Röntgenverordnung (RÖV)	20
2	**Physikalisch-technische Grundlagen**	23
2.1	Röntgenröhre	23
2.1.1	Erzeugung von Röntgenstrahlung	25
2.2	Röhrenschutzgehäuse	26
2.3	Filter	26
2.4	Blenden/Raster	26
2.5	Verstärkerfolien	27
2.6	Filmkassetten	28
2.7	Projektionsregeln	29
3	**Strahlenbiologie und Strahlenwirkungen/Röntgenstrahlen in der zahnärztlichen Praxis**	31
3.1	Strahlenbiologische Wirkungen	31
3.2	Strahlenbelastung und Gefährdung des Patienten	36
3.2.1	Somatische Schäden	36
3.2.2	Genetische Schäden	37
3.3	Strahlenbelastung und Gefährdung des Arztes und seiner Mitarbeiter ...	37
3.4	Besondere Vorschriften für beruflich strahlenexponierte und besonders schutzbedürftige Personen	39

4	**Bestimmungen aus Röntgenverordnung und Richtlinien**	40
4.1	Pflichten des Betreibers	40
4.2	Strahlenschutz des Personals	40
4.2.1	Aufenthalt im Kontroll- und Überwachungsbereich	40
4.2.2	Schutz vor Primärstrahlen	41
4.2.3	Zusätzliche Schutzmaßnahmen	41
4.2.4	Strahlenschutzüberwachung mit Filmdosimetern	41
4.2.5	Strahlenschutzüberwachung mit Füllhalterdosimetern	42
4.2.6	Zutritt zum Kontrollbereich	42
4.2.7	Spezielle Regelungen beim Röntgen, Haltemaßnahmen an Patienten	43
4.2.8	Belehrungspflicht	43
4.2.9	Strahlenstörfälle	44
4.2.10	Strahlenunfälle	44
4.3	Strahlenschutz des Patienten	44
4.3.1	Anwendungsgrundsätze	44
4.3.2	Vorschriften über Schutzmaßnahmen bei der Anwendung von Röntgenstrahlen	44
4.3.3	Verminderung der Dosis	45
4.3.4	Befragungs- und Aufzeichnungspflicht	45
4.3.5	Aufbewahrungspflichten	45
4.3.6	Sonstige Pflichten, die dem Strahlenschutz des Patienten dienen	45
5	**Zahnmedizinische Apparatekunde/Röntgeneinrichtung**	**47**
5.1	Röntgenaufnahmeverfahren in der zahnärztlichen Praxis	47
5.1.1	Dentale Kleinapparate für intraorale Aufnahmen und Teilschädelaufnahmen	47
5.1.2	Röntgenapparate für extraorale Aufnahmen	49
5.1.3	Röntgenapparate für Schädelübersichtsaufnahmen	55
5.2	Dunkelkammer	55
5.3	Entwicklungsmaschinen	56
6	**Bilderzeugung, Bildentstehung und Bildwiedergabe**	**58**
6.1	Röntgenbild	58
6.2	Bilderzeugung	58
6.3	Bildentstehung	60
6.4	Bildgestaltende, Kontrast und Schärfe beeinflussende Faktoren	62
6.5	Qualitätsbeurteilung von Röntgendarstellungen	66
7	**Intra- und extraorale Aufnahmetechnik**	**69**
7.1	Intraorale Aufnahmetechnik	69
7.1.1	Winkelhalbierungstechnik	69
7.1.2	Paralleltechnik	76
7.1.3	Aufbißaufnahme	78
7.1.4	Horizontale und vertikale Verschiebetechnik	78
7.2	Extraorale Aufnahmetechnik	80
7.2.1	Isolierte Unterkieferaufnahme (schräg-laterale Aufnahme des Unterkiefers)	81
7.2.2	Kiefergelenk-Kontaktaufnahme nach PARMA	82
7.2.3	Schräg-laterale Aufnahme der Kiefergelenke	83

7.2.4	Schädelübersichtsaufnahme	84
7.2.5	Dorso-volare Aufnahme der Handwurzel- und Mittelhandknochen	86
7.2.6	Panoramaschichtaufnahme	86
8	**Spezielle bildgebende Röntgentechniken**	**87**
8.1	Kontrastdarstellungen	87
8.2	Durchleuchtung	87
8.3	Bildverstärker-Fernsehkette	87
8.4	Xeroradiographie	88
8.5	Digitales Röntgenbild	88
8.5.1	Digitales Röntgen	90
8.5.2	Computertomographie	90
8.6	Bildgebende Verfahren ohne Röntgenstrahlung	93
8.6.1	Sonograhie	93
8.6.2	Thermographie	93
8.6.3	Szintigraphie	93
8.6.4	Magnetresonanztomographie (Kernspintomographie)	93
9	**Film und Filmverarbeitung**	**95**
9.1	Röntgenfilm	95
9.2	Filmmaterial	95
9.3	Aufbewahrung und Vorratshaltung	97
9.4	Beschriftung des Röntgenfilms	97
9.5	Ausarbeitung des Filmes in der Dunkelkammer von Hand	97
9.5.1	Entwickeln	97
9.5.2	Zwischenwässern	98
9.5.3	Fixieren	98
9.5.4	Endwässern und Trocknen	99
9.6	Maschinelle Filmverarbeitung	99
9.7	Abschwächen/Verstärken	100
9.8	Montieren der Röntgenbilder	101
10	**Maßnahmen zur Qualitätssicherung**	**102**
10.1	Konventionelles Röntgen	102
10.1.1	Abnahmeprüfung	102
10.1.2	Sachverständigenprüfung	104
10.1.3	Konstanzprüfung	104
10.1.4	Prüfkörperaufnahmen	105
10.1.5	Überprüfung der Dunkelraumbeleuchtung	110
10.1.6	Beratung durch eine zahnärztliche Stelle	110
10.2	Digitale Dentalradiographie	111
10.2.1	Abnahmeprüfung	111
10.2.2	Prüfkörper	111
10.2.3	Konstanzprüfung	112
10.2.4	Beratung durch eine zahnärztliche Stelle	112
10.3	Organisation	114

11	**Fehleranalyse**	115
11.1	Qualitätsminderung durch fehlerhafte Einstelltechnik	115
11.1.1	Bei intraoralen Aufnahmen	115
11.1.2	Bei Panoramaschichtaufnahmen	117
11.2	Qualitätsminderung durch Fehler bei der Exposition	120
11.3	Qualitätsminderung durch Fehler in der Dunkelkammer	120
12	**Begriffe aus der Radiologie**	122
13	**Sachverzeichnis**	131

Vorwort zur ersten Auflage

Röntgenstrahlung hat gesundheitsschädliche Nebenwirkungen. Die Röntgenverordnung (Neufassung ab 8.1.1988) regelt den gesetzlich vorgeschriebenen Schutz vor Schäden durch Röntgenstrahlen sowie deren Anwendung auf den lebenden Menschen. Dabei wurden die Euratom-Richtlinien über die Grundnormen für den Gesundheitsschutz der Bevölkerung und der Arbeitskräfte sowie über die grundlegenden Maßnahmen für den Strahlenschutz bei ärztlichen Untersuchungen und Behandlungen zugrunde gelegt.

Bei der Anwendung von Röntgenstrahlen auf den lebenden Menschen, z.B. bei der Herstellung von Röntgenaufnahmen, wirken in der zahnärztlichen Praxis auch Hilfskräfte (Helferinnen) mit. Dies ist jedoch nur dann zulässig, wenn sie bestimmte Voraussetzungen erfüllen und wenn die nach Landesrecht zuständige Stelle bescheinigt hat, daß sie über die erforderlichen Kenntnisse verfügen und dies entsprechend nachgewiesen haben.

Der Strahlenschutzverantwortliche ist dazu verpflichtet, den Mitarbeiterinnen, auch den Auszubildenden, die erforderlichen Kenntnisse zu vermitteln.

Außerdem haben Zahnarzthelferinnen mit abgeschlossener Berufsausbildung Kurse im Strahlenschutz zu absolvieren.

- Begriffe und Definition bei der Anwendung von Röntgenstrahlen in der Zahnmedizin
- Physikalisch technische Grundlagen der Erzeugung von Röntgenstrahlen
- Strahlenbiologie und Strahlenwirkungen bei der Anwendung von Röntgenstrahlen auf den Menschen
- Dosisbegriffe, Dosiseinheiten und Dosimetrie
- Strahlenschutz des Personals
- Strahlenschutz des Patienten einschließlich der durchzuführenden Maßnahmen (z. B. Befragungs- und Aufzeichnungspflichten)
- Zahnmedizinische Apparatekunde
- Bilderzeugung, Bildentstehung und Bildwiedergabe in der Zahnmedizin
- Intra- und extraorale Aufnahmetechnik
- Spezialverfahren
- Bildverarbeitung
- Qualitätskontrolle
- Fehleranalyse

Das vorliegende Buch orientiert sich an diesen vorgegebenen Lehrinhalten, es soll dem Strahlenschutzverantwortlichen Anregungen für die Unterweisung der Mitarbeiter geben und der Helferin eine Arbeitsunterlage bieten, damit sie die geforderten Kenntnisse erwerben und anwenden kann.

Tübingen, Oktober 1987
Horst Wörner

Vorwort zur 4., erweiterten Auflage

Ionisierende Strahlungen haben gesundheitsschädliche Nebenwirkungen. Die Belastung der Bevölkerung durch Strahlenanwendungen in der Medizin hat die Werte der natürlichen Strahlenexposition bereits erreicht oder überschritten.

In der Röntgenverordnung vom 8.1. 1988 sind die Grundnormen des Gesundheitsschutzes für die Bevölkerung insgesamt und der Strahlenanwender insbesonders festgelegt. Dabei wurden die Euratom-Strahlenschutz-Richtlinien in nationales deutsches Recht umgesetzt.

Die Vorschriften und die zwischenzeitlich erlassenen Durchführungsrichtlinien der Röntgenverordnung müssen auch vom Zahnarzt, der die „Fachkunde Röntgen für Zahnmediziner" durch Studium und Examen erworben hat, sowie von allen Mitarbeitern unbedingt eingehalten werden. Die Herstellung von Röntgenaufnahmen kann an Mitarbeiter/innen nur dann delegiert werden, wenn diesen während der Ausbildung oder auch in speziellen Kursen die entsprechenden Kenntnisse vermittelt wurden und wenn sie diese Kenntnisse entsprechend nachgewiesen haben.

Die jetzt vorliegende Neuauflage orientiert sich an dem für Studium oder Berufsausbildung bzw. den für Röntgenkurse vorgeschriebenen, entsprechend dem technischen Fortschritt erweiterten Lehrinhalten.

Insbesondere wird das Kapitel der „Speziellen bildgebenden Verfahren einschließlich digitaler Techniken" neu gestaltet.

Die schwierigen, physikalisch-technischen und strahlenbiologischen Grundlagen und Zusammenhänge sowie die Vorschriften der Röntgenverordnung werden allgemeinverständlich dargestellt.

So soll „Röntgen beim Zahnarzt"
- den Studierenden der Zahnheilkunde als Repetitorium zur Vorbereitung der Prüfung dienen,
- den Ausbildern und Lehrern für die Assistenzberufe ihre Aufgabe bei der Vermittlung der erforderlichen Kenntnisse erleichtern,
- dem in der Praxis tätigen Zahnarzt Informationen zum aktuellen Stand der Rechtsvorschriften und der Technik geben.

Prof. Dr. H. Wörner

Tübingen, im April 1997

1
Begriffe und Definitionen

Wenn wir uns mit der Röntgenverordnung auseinandersetzen, so tauchen dort immer wieder Begriffe auf, die nicht jedem von uns unbedingt geläufig sind. Die Strahlenschutzvorschriften beziehen sich auf den Umgang mit ionisierenden Strahlungen. In diesem Zusammenhang sollen die wichtigsten Begriffe nachstehend erläutert werden.

1.1 Grundlagen

1.1.1 Energie

Wenn Arbeit geleistet oder ein Zustand verändert werden soll, so ist hierfür Energie erforderlich. Energie steht uns in verschiedenen Formen zur Verfügung. Die Energie, die der Mensch zur Erhaltung seiner Lebensfunktionen benötigt, gelangt mit den Nahrungsmitteln in den Körper. Sie wird dort in den Muskeln durch eine Art Verbrennung freigesetzt bzw. nutzbar gemacht. In der Technik wird nutzbare Energie durch die Verbrennung von Kohle oder Öl freigesetzt oder durch die Ausnutzung der Wasserkraft gewonnen, so z. B. elektrische Energie. Energie steht uns also in vielerlei Formen zur Verfügung.

Die einzelnen Energieformen können ineinander umgewandelt werden. Ein Radfahrer setzt die aus der Nahrung gewonnene Muskelkraft in Bewegungsenergie um. Mit einer Dynamomaschine verwandelt er einen Teil der Bewegungsenergie in elektrischen Strom. Mit dem elektrischen Strom kann Lichtstrahlung erzeugt werden.

1.1.2 Strahlung

Strahlung ist nichts anderes als eine besondere Form der Energie.

Elektrische Energie kann nicht nur, wie am Beispiel der Glühbirne gezeigt wird, in sichtbares Licht umgewandelt werden. Unter besonderen Bedingungen, wie sie in der Röntgenröhre gegeben sind, entsteht eine andere Art der Strahlung, die Röntgenstrahlung.

Sichtbares Licht und Röntgenstrahlung sind physikalisch gesehen eng verwandt. Es handelt sich um elektromagnetische Schwingungen, die sich nur in ihren Wellenlängen unterscheiden (Abb. 1-1).

Elektromagnetische Wellen transportieren Energie. Ihre Ausbreitungsgeschwindigkeit entspricht der Lichtgeschwindigkeit $2,99 \times 10^8$ m/s^{-1}. Zur Darstellung der Eigenschaften von Wirkungen elektromagnetischer Strahlungen bedient man sich sowohl des Wellen- als auch des Quantenmodells. Rundfunk- und Fernsehwellen werden durch ihre Frequenzen bzw. Wellenlängen, die energiereicheren Strahlungen, d.h. kosmische Strahlung, radioaktive Strahlung und Röntgenstrahlung, durch die ihnen innewohnende Energie (keV, MeV) beschrieben.

Die Vorgänge bei der Entstehung der Strahlung bzw. die Wechselwirkung mit Materie sind besser mit dem Quantenmodell zu erklären. Danach erfolgt der Energietransport portionsweise in einzelnen „Energiepaketen", den Photonen bzw.

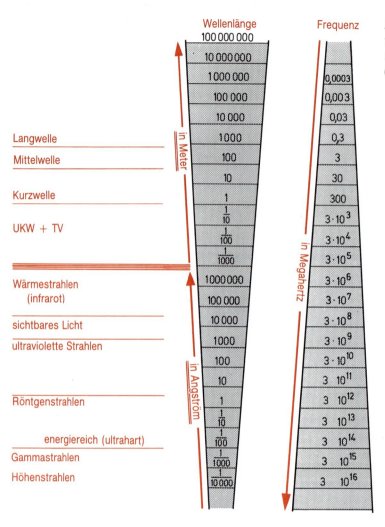

Abbildung 1-1: Spektrum elektromagnetischer Wellen
($1 \, A^0 = 10^{-10}$ m)

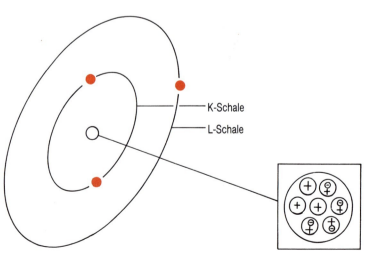

Abbildung 1-2: Aufbau der Atome (hier Lithium). Atomkern mit Protonen (+) und Neutronen (±); Atomhülle mit Elektronen (−) auf Umlaufbahnen. Die einzelnen Elemente bestehen aus gleichen Atomen.

Quanten. Beide Vorstellungen, Wellen- und Quantenmodell, lassen sich mathematisch verbinden. Die Energie (E) eines Quants ergibt sich als Produkt aus Frequenz (v) und Plankschem Wirkungsquantum (h). $E = h\nu$.

Elektromagnetische Wellen entstehen bei periodischer Schwingung elektrischer Ladungsträger. Sie werden optisch in Form von Sinuskurven dargestellt und sind durch ihre Wellenlänge λ bzw. Frequenz (v), die Amplitudenhöhe und die Perioden/s definiert.

1.1.3
Aufbau der Materie

Atome. Die Materie, d. h. alle Substanzen, sind aus den chemischen Elementen aufgebaut. Es gibt 92 natürliche Elemente, die man in Metalle, Nichtmetalle und Edelgase einteilt. Ein Atom ist der kleinste, mit chemischen Mitteln nicht weiter zerlegbare Baustein eines Elementes. Man kann sich den inneren Aufbau der Atome ähnlich wie das Sonnensystem mit seinen Planeten vorstellen. Jedes Atom besteht aus dem sehr kleinen, elektrisch positiv geladenen **Kern,** der von Protonen (positiv geladenen Masseteilchen) und Neutronen (ungeladenen Masseteilchen) gebildet wird. Um diesen Kern herum bewegen sich auf bestimmten vorgeschriebenen Bahnen elektrisch negative Ladungsträger, die **Elektronen** (Abb. 1-2). Atome reagieren elektrisch neutral. Die Zahl der negativen Elektronen entspricht der Zahl der positiven Kernladungen.

Das einfachste Atom ist das Wasserstoffatom. Um einen einfach positiv geladenen Kern bewegt sich ein einzelnes Elektron. Beim Heliumatom haben wir einen zweifach positiv geladenen Atomkern, dazu zwei ungeladene Masseteilchen (Neutronen) und zwei Elektronen.

Die übrigen Elemente unterscheiden sich vom Wasserstoffatom durch die Anzahl der Protonen im Kern und durch die Zahl der Elektronen auf den Umlaufbahnen bzw. Schalen (Abb. 1-3). Im Atomkern eines Elementes können unterschiedlich viele ungeladene Massebestandteile (Neutronen) vorhanden sein. Es gibt daher von verschiedenen Elementen mehrere physikalisch unterscheidbare, chemisch aber gleiche Atomsorten, sog. **Isotope.**

Die innerste Schale der Elektronenhülle (K-Schale) nimmt höchstens 2 Elektronen auf, die nach außen folgende L-Schale kann bis zu 8, die M-Schale bis zu 18, die N-Schale bis zu 32, die O-Schale wieder 18 Elektronen aufweisen. Die P- und die Q-Schale sind unvollständig besetzt.

Wechselwirkung zwischen Atomen und Strahlungsenergie/Ionisation. Die Elektronen bewegen sich streng auf den vorgegebenen Bahnen. Wird auf die umlaufenden Elektronen Energie in Form von Strahlung übertragen (Lichtabsorption), so können sie auf eine weiter außen gelegene Schale angehoben werden. Fallen sie dann auf ihre ursprüngliche Bahn zurück, so wird die freiwerdende Energie in Form von Licht oder auch Röntgenstrahlung wieder abgegeben.

Werden Elektronen durch Energiezufuhr von den Schalen heruntergestoßen, d. h. aus dem Atomverbund herausgelöst, entsteht ein **Ion,** bei dem die positiven Kernladungen überwiegen. Nimmt ein anderes Atom die freigesetzten Elektronen auf freien Schalenplätzen auf, so entsteht ein Ion mit entsprechender negativer Ladung. Insgesamt ist ein Ionenpaar entstanden.

Die für die Zustandsänderung der Atome in Ionen erforderliche Energie kann durch Erhitzen des Materials oder aber durch die Einwirkung von Strahlung zugeführt werden.

Das Ergebnis der Wechselwirkung zwischen Atomen und Energiequanten ist die Schwächung der Röntgenstrahlung beim Durchgang durch Materie. Bei der für die Diagnostik mit 25–100 keV erzeugten Röntgenstrahlung ergibt sich die Ab-

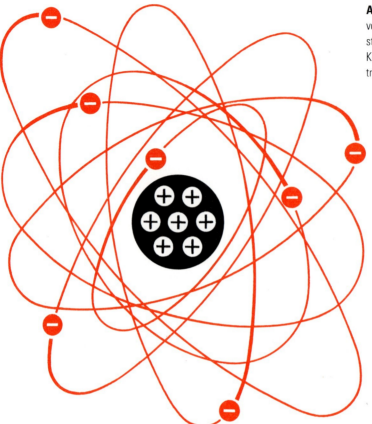

Abbildung 1-3: Modellvorstellung eines Stickstoffatoms mit 7 positiven Kernladungen und 7 Elektronen.

schwächung im wesentlichen durch Absorption und Streuung.

Absorption: Das Quant überträgt seine gesamte Energie auf ein Elektron der Atomhülle. Das Elektron (Photoelektron) verläßt die Atomhülle mit der vom Quant übernommenen, um die Ablösearbeit verminderten Energie.

Compton-Streuung: Wird nicht die gesamte Energie des Quants auf das die Atomhülle verlassende Elektron übertragen, so ändert sich die Richtung des Quants.

Klassische Streuung: Das Quant gibt keine Energie ab, sondern ändert lediglich seine Richtung.

Paar-Bildung: Tritt bei der Röntgendiagnostik nicht auf. Zur Paarbildung kommt es erst ab einer Beschleunigungsspannung von 1,02 MeV. Gelangen derartig energiereiche Quanten in das Kernfeld eines Atoms, so können sie sich in Materie, d. h. in ein Elektron und ein Positron, verwandeln.

Kernreaktionen: Sie sind nur möglich, wenn Quanten mit einer Energie von 2,18 MeV auftreffen. Wird ein solches Quant in Atomkernen absorbiert, so kann ein Proton oder Neutron ausgestoßen werden. Das Material wird radioaktiv.

1.1.4 Ionisierende Strahlung

Es handelt sich um elektromagnetische Schwingungen oder auch radioaktive Materiestrahlungen, die in der Lage sind, im bestrahlten Material die Bildung von Ionen zu bewirken.

Radioaktive Strahlung. Radioaktive Strahlung entsteht, wenn sich bestimmte Elemente ohne Einwirkung von außen in andere Elemente umwandeln. Dabei werden aus den Atomkernen Masseteilchen und Energie herausgeschleudert.

Wir kennen natürliche (alle Elemente mit höherer Ordnungszahl als 87) und künstlich erzeugte radioaktive Elemente. Diese entstehen durch Einlagerung von – bei Kernspaltung radioaktiver Substanzen auftretenden – Neutronen. Es werden verschiedene Arten radioaktiver Strahlung unterschieden. Am bekanntesten sind α-(Alpha-), β-(Beta-) und γ-(Gamma-)Strahlung.

Röntgenstrahlung. Röntgenstrahlung ist eine Energieform, die sich vom Ort ihres Entstehens geradlinig mit Lichtgeschwindigkeit ausbreitet. Die Energieübertragung erfolgt ohne Zwischenträgersubstanz.

Röntgenstrahlung hat folgende Eigenschaften:
- sie ist mit unseren Sinnesorganen nicht wahrnehmbar,
- sie ist in der Lage, Stoffe zu durchdringen und dabei Energie an die durchstrahlte Substanz abzugeben (Schwächungseffekt),
- sie belichtet photographische Schichten (photographischer Effekt),
- sie regt bestimmte chemische Substanzen zur Lichtemission an (Lumineszenzeffekt),
- sie erzeugt überall dort, wo sie auftritt, neue Röntgenstrahlung (Streustrahleneffekt),
- sie verändert die Leitfähigkeit und Ladung von Halbleitern (Halbleitereffekt),
- sie führt zu Veränderungen/Schädigungen in lebenden Geweben (biologischer Effekt).

Die gewebeschädigende Wirkung ist darauf zurückzuführen, daß die von der Röntgenstrahlung getroffenen Atome und Moleküle in den Körperzellen in ihren elektrischen Eigenschaften verändert werden, da auch bei der Röntgenbestrahlung von Körpergewebe positiv und negativ geladene Ionen entstehen. Diese Ionen verhalten sich chemisch völlig anders als die elektrisch neutralen Atome. Der Gewebeaufbau und die Stoffwechselfunktionen werden empfindlich gestört.

1.1.5 Strahler

Ein Strahler ist ein Apparat oder ein Stoff, der die Fähigkeit hat, (ionisierende) Strahlungen auszusenden. Ein **Störstrahler** erzeugt ionisierende Strahlung als Nebenprodukt, ohne daß er zu diesem Zweck betrieben wird. Jedes Fernsehgerät ist ein Störstrahler.

In der zahnärztlichen Praxis haben wir es jedoch ausschließlich mit Röntgenstrahlern zu tun. Der **Röntgenstrahler** besteht aus der Röntgenröhre und dem Röhrenschutzgehäuse, bei zahnärztlichen Einkesselapparaten gehört auch der Hochspannungserzeuger dazu. Außer den Röntgenstrahlern kennen wir auch die radioaktiven Strahler, wobei zwischen offenen und geschlossenen Strahlern zu unterscheiden ist.

1.1.6 Halbwertschicht/Halbwertdicke

Die Halbwertdicke ist die Schichtdicke eines Filters, die die Dosisleistung der einfallenden Strahlung auf 50 % verringert. Für Strahlenschutzüberlegungen wurden außerdem die Zehntelwertschichtdicken eingeführt. Die Halbwertschicht menschlichen Durchschnittsgewebes liegt bei 2,5 cm.

1.1.7 Primärstrahlung

Das aus der Röntgenröhre austretende Strahlenbündel = Strahlung 1. Ordnung.

1.1.8 Streustrahlung

Entsteht überall dort, wo Röntgenstrahlung auf Materie trifft. Strahlung 2., 3. etc. Ordnung.

Die Intensität wird beim Auftreffen auf feste Körper bei jeder „Umwandlung" im Verhältnis zur einfallenden Strahlung auf etwa 1:50 000 verringert.

1.2 Dosis und Dosisbegriffe

1.2.1 Dosis

Nachdem erkannt worden war, daß durch ionisierende Strahlung bei Mensch und Tier ernsthafte Gesundheitsstörungen auftreten können, ergab sich zwangsläufig die Frage nach der Strahlenmenge bzw. nach der Strahlendosis, die eine bestimmte schädigende Wirkung auslöst. Während wir unter der Energiemenge die insgesamt auf den Körper einwirkende Energie – auch Strahlungsenergie – verstehen, wird mit dem Begriff Dosis angegeben, wieviel der aufgenommenen Energie pro Gramm Körpergewicht zur Verfügung steht.

Energie ist die Grundvoraussetzung, um Arbeit zu leisten. Energie steht uns in verschiedenen Formen zur Verfügung. Durch technische Hilfsmittel kann eine Energieform in eine andere umgewandelt werden.

Arbeit, Energie, Wärmemenge und Strahlungsenergie sind physikalische Größen gleicher Art. Die gesetzlich vorgeschriebene „Maßeinheit" für diese Größen ist das Joule (J). Eine Auswahl weiterer wichtiger SI-Einheiten liefert Tabelle 1-1.

Tabelle 1-1: Gesetzliche SI-Einheiten des internationalen Einheitensystems (Auswahl)

	Einheit	Einheitenzeichen	Größe	Formelzeichen
Basiseinheiten	Meter	m	Länge	l
	Kilogramm	kg	Masse	m
	Sekunde	s	Zeit	t
	Ampère	A	elektrische Stromstärke	I
Abgeleitete Einheiten	Coulomb	C = 1 As	elektrische Ladung	Q
	Newton	N = 1 kg m/s^2	Kraft	F
	Watt	W = 1 J/s	elektrische Leistung	P
	Joule	J = 1 Nm = 1 Ws	Arbeit	W

1.2.2 Dosisbegriffe

Beim Umgang mit ionisierenden Strahlen unterscheiden wir die Expositions- oder Ionendosis, die Energiedosis und die Äquivalentdosis.

Ionendosis/Expositionsdosis. Mit der Expositionsdosis wird die Röntgenstrahlendosis angegeben, die auf die Oberfläche eines Körpers einwirkt. Die Expositionsdosis wird mit luftgefüllten Meßkammern, die an der Hautoberfläche befestigt sind, gemessen.

Durch ionisierende Strahlung werden entsprechend viele positiv und negativ geladene Ionen erzeugt, die zu den entgegengesetzt geladenen Polen in der Meßkammer wandern und zu einer Entladung der Kammern führen (Abb. 1-4).

Die Einheit zur Angabe der Ionisationsdosis im internationalen Maßsystem ist das Coulomb/kg (alte Maßeinheit: Röntgen. $1\,R \mathrel{\hat=} 2{,}58 \cdot 10^{-4}\,C/kg_{Luft}$).

Energiedosis. Alle biologischen Strahlenwirkungen werden letztendlich durch die in einer Gewebeformation absorbierte Strahlenenergie bedingt. Unter der Energiedosis versteht man die in einer bestimmten Masse oder die in einem bestimmten Volumen aufgenommene Energie.

Die Maßeinheit für die Energie ist allgemein das Joule (J). Soll die aus Röntgenstrahlung absorbierte Energiedosis zum Ausdruck gebracht werden, so verwendet man den Begriff Gray (Gy). 1 Gy entspricht 1 J/kg. Früher wurde auch gerne die Maßeinheit rad verwendet. Für die Umrechnung gilt die Beziehung
$1\,Gy = 100\,rad$.

Äquivalentdosis. Die Äquivalentdosis wurde eingeführt, um eine durch ionisierende Strahlung zu erwartende Gewebsschädigung sowie Maßnahmen des Strahlenschutzes besser abschätzen zu können. Die Einführung der Äquivalentdosis ist deshalb sinnvoll, weil unterschiedliche Strahlenarten ganz unterschiedliche Wirkungen haben können, auch wenn die übertragene Energiedosis dieselbe ist. Dies ist darauf zurückzuführen, daß außer der Energiemenge auch die Energieverteilung im Gewebe für die biologische Wirkung maßgeblich ist. Die Äquivalentdosis ergibt sich durch Multiplikation der Energiedosis mit einem Bewertungsfaktor, der die relative biologische Wirksamkeit (RBW-Faktor)

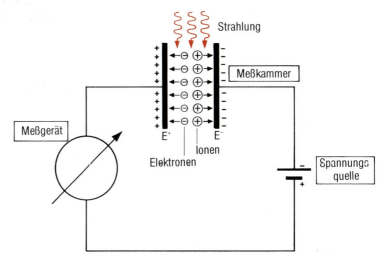

Abbildung 1-4: Meßeinrichtung zur Bestimmung der Ionisationsdosis. Durch viel/wenig ionisierende Strahlung wird die Luft stark/schwach ionisiert. Die positiven/negativen Ladungsträger wandern im elektrischen Feld zur entgegengesetzt geladenen Elektrode. Die gemessene Stromstärke ist ein Maß für die einfallende Strahlenmenge.

einer bestimmten Strahlenart charakterisiert.

Dieser dimensionslose Bewertungsfaktor ist für Röntgen-Gamma- und -Beta-Strahlung mit 1, für Alpha-Strahlung und Bestrahlung mit schnellen Neutronen mit 10 festgelegt. Werden, wie in der Röntgenverordnung, Äquivalenzdosiswerte z. B. als höchstzulässige Dosiswerte für einzelne Organe angegeben, so gehen bei der Berechnung dieser Dosen weitere Wichtungsfaktoren in die Gleichung ein, da die Gewebe unterschiedlich strahlensensibel sind (vgl. Tab. 1-4).

Die Maßeinheit für die Äquivalentdosis ist das Sv (Sievert), das anstelle des früher üblichen rem eingeführt wurde. Für Umrechnungen gilt die Beziehung
1 Sv = 100 rem.

Verfahrensbezogene Dosisbegriffe. Ortsdosis: Hierunter ist die Energiemenge zu verstehen, die an einer bestimmten Stelle des Raumes von einem Gramm Weichteilgewebe aufgenommen würde. Die Ortsdosisleistung ist die in einem kurzen Zeitintervall erzeugte Ortsdosis geteilt durch die Länge dieses Zeitintervalles.

Organdosis oder Herddosis: Die Begriffe bezeichnen die Energiemenge, die von einem Gramm Gewebe in den einzelnen Organen aufgenommen wird.

Effektive Dosis: Die effektive Dosis ist die Summe der mittleren Äquivalentdosen, die sich aus der Summe der Teilkörperdosen für einzelne, in einer Tabelle aufgelistete Organe und Gewebe ergibt.

Körperdosis: Sammelbegriff für effektive Dosis und Teilkörperdosen.

Personendosis: Die Äquivalentdosis für Weichteilgewebe, die an einer für die Strahlenexposition repräsentativen Stelle der Körperoberfläche gemessen wird.

1.3 Abstandsquadratgesetz

Die von einer Strahlenquelle ausgehenden Strahlen divergieren. Das Strahlenbündel entspricht einem Kegel, an dessen Spitze die Strahlenquelle liegt.

Die Intensität bzw. die übertragene Energiedosis verringert sich mit zunehmender Entfernung vom Entstehungsort einer Strahlung. Die Wirkungsabnahme erfolgt proportional zum Quadrat der Entfernung.

Beträgt der Abstand zur Röntgenröhre 1, 2 oder 3 m, so empfangen wir im Abstand 2 m $1/4$, im Abstand 3 m $1/9$ der Dosis, die man in 1 m Abstand erhalten würde (Abb. 1-5).

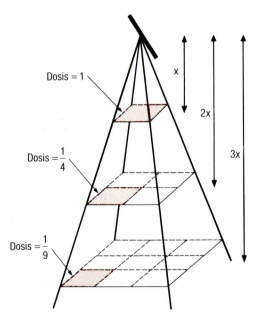

Abbildung 1-5: Abstandsquadratgesetz. Bei Verdopplung/Verdreifachung des Abstandes vom Fokus zur Bildebene reduziert sich die Dosis proportional zum Quadrat der Entfernung auf $1/4$ bzw. $1/9$ des Ausgangswertes.

1.4 Strahlenexposition/ Strahlenpegel

Jedes Lebewesen ist dem Einfluß ionisierender Strahlungen ausgesetzt. Die Gesamtheit der ionisierenden Strahlung, die aus natürlicher Erdstrahlung, zivilisatorischen Strahlenquellen oder aus kosmischer Strahlung an einem bestimmten Ort auftritt, ergibt den natürlichen Strahlenpegel (Tab. 1-2). Die auf den Menschen einwirkende ionisierende Strahlung, die Strahlendosis, wird in **Sievert** (Sv) angegeben.

1.5 Kontrollbereich

Dies ist der Bereich in der Nähe eines Strahlers, in dem Personen in einem Kalenderjahr aus Ganzkörperexposition (gleichzusetzen mit dem Bereich der Fortpflanzungsorgane) eine höhere Körperdosis erhalten könnten als 15 mSv (Abb. 1-6). Kontrollbereiche sind abzugrenzen, sie müssen während der Einschaltzeit und während der Betriebsbereitschaft des Strahlers durch die Worte **„Kein Zutritt Röntgen"** gekennzeichnet sein.

Tabelle 1-2: Strahlenbelastung eines Erwachsenen/Jahr in der Bundesrepublik Deutschland

	1986 (nach Tschernobyl)	1994
Natürliche		
Kosmische	0,30 mSv	0,30 mSv
Terrestrische	0,45 mSv	0,40 mSv
Interne	0,25 mSv	0,30 mSv
Radon und Folge-Zerfallsprodukte	1,00 mSv	1,40 mSv
	Σ = 2,00 mSv	Σ = 2,40 mSv
Künstliche		
Strahlendiagnostik	1,50 mSv	1,50 mSv
Strahlenexponierte Personen	0,01 mSv	0,01 mSv
Forschung und Technik	0,02 mSv	0,02 mSv
Atombomben (Fallout)	0,02 mSv	0,01 mSv
Tschernobyl	bis 1,20 mSv	0,02 mSv
	Σ = 2,75 mSv	Σ = 1,56 mSv
Gesamtbelastung	Σ = 4,75 mSv	Σ = 3,96 mSv

Quellen: 1986: Gesellschaft für Strahlen- und Umweltforschung, Dez. 1986
1994: Bericht der Bundesregierung an den Deutschen Bundestag (Bundestagsdrucksache 13/2287)

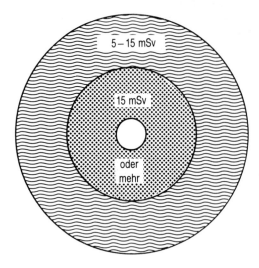

Abbildung 1-6: Kontrollbereich (innerer Ring) und betrieblicher Überwachungsbereich (äußerer Ring) um die Strahlenquelle. Während der Einschaltzeit der Röhre ergibt sich hier eine höhere Strahlenbelastung.

1.6 Betrieblicher Überwachungsbereich

Nicht zum Kontrollbereich gehörende Bereiche, in denen Personen im Kalenderjahr aus Ganzkörperexposition eine höhere Belastung als 5 mSv erhalten können, sind betriebliche Überwachungsbereiche und müssen ebenfalls festgelegt werden. Kontroll- und betrieblicher Überwachungsbereich sind nur während der Einschaltzeit des Strahlers zu berücksichtigen.

1.7 Begriffe aus der Röntgenverordnung (RÖV)

In der Anlage I zur Röntgenverordnung sind die Begriffsbestimmungen niedergelegt, die von den betroffenen Anwendern – auch Zahnarzthelferinnen – zu kennen sind. Sie werden, soweit sie nicht an anderer Stelle erörtert sind, nachstehend wiedergegeben.

- **Abnahmeprüfung**
  Prüfung der Röntgeneinrichtung einschließlich des Abbildungssystems, um festzustellen, daß bei dem vorgesehenen Betrieb die erforderliche Bildqualität mit einer möglichst geringen Strahlenexposition erreicht wird.
- **Betrieb von Röntgeneinrichtungen**
  Eine Röntgeneinrichtung betreibt, wer sie eigenverantwortlich zur Erzeugung von Röntgenstrahlen verwendet oder dafür bereithält. (Strahlenschutzverantwortlicher).

Tabelle 1-3: Höchstzulässige jährliche Dosiswerte bei beruflich strahlenexponierten Personen

Körperdosis	Höchstwerte der Körperdosis für beruflich strahlenexponierte Personen im Kalenderjahr	
	Kategorie A	Kategorie B
Effektive Dosis	50 mSv	15 mSv
Teilkörperdosis: Keimdrüsen, Uterus, rotes Knochenmark	50 mSv	15 mSv
Alle in 1, 3, 4 nicht genannten Organe	150 mSv	45 mSv
Teilkörperdosis: Schilddrüse, Knochenoberfläche, Haut, soweit nicht unter 4 genannt	300 mSv	90 mSv
Teilkörperdosis: Hände, Unterarme, Füße, Unterschenkel, Knöchel, einschl. der dazugehörigen Haut	500 mSv	150 mSv

1.7 Begriffe aus der Röntgenverordnung (RÖV)

- **Beruflich strahlenexponierte Person**
  Eine Person, die bei ihrer Berufsausübung oder bei ihrer Berufsausbildung mehr als $1/10$ der in der Tabelle 1-3 vorgegebenen zulässigen Höchstbelastungswerte für Ganz- oder Teilkörperbestrahlung erhalten kann, gehört zur Gruppe beruflich strahlenexponierter Personen. Dabei werden unterschieden:
  - Beruflich strahlenexponierte Personen der Kategorie A. Diese dürfen aus Ganzkörperexposition eine höhere effektive Dosis als 15 mSv/a erhalten.
  - Beruflich strahlenexponierte Personen der Kategorie B. Diese dürfen aus Ganzkörperexposition (im Gonadenbereich) eine effektive Dosis zwischen 5 und 15 mSv/Jahr erhalten.
- **Bildqualität**
  Verhältnis zwischen den Strukturen eines Prüfkörpers und den Kenngrößen seiner Abbildung.
- **Effektive Dosis**
  Summe der mittleren Äquivalentdosen in den 5 wichtigsten Organen und Geweben des Körpers. Die Äquivalentdosis berücksichtigt die unterschiedliche Wirkung der Strahlenarten auf den Menschen (Tab. 1-4).
- **Eigensichere Kathodenstrahlröhre**
  Elektronenquelle, die im zahnärztlichen Bereich ohne Bedeutung ist.
- **Für den Strahlenschutz erforderliche Fachkunde** (Strahlenschutzbeauftragter)
  Theoretisches Wissen und praktische Erfahrung bei Verwendung von Röntgeneinrichtungen sowie im Strahlenschutz bei Anwendungen ionisierender Strahlung in der Zahnheilkunde.
- **Hochschutzgerät**
  Hochschutzgeräte werden im Bereich der Zahnheilkunde nicht angewendet.

Tabelle 1-4: Bestimmung der effektiven Dosis bei Anwendung von ionisierender Strahlung

Organe und Gewebe	Wichtungsfaktoren
Keimdrüsen	0,25
Brust	0,15
Rotes Knochenmark	0,12
Lunge	0,12
Schilddrüse	0,03
Knochenoberfläche	0,03
Andere Organe und Gewebe:* Blase, oberer Dickdarm, unterer Dickdarm, Dünndarm, Gehirn Leber, Magen, Milz, Nebenniere, Niere, Bauchspeicheldrüse, Thymus, Gebärmutter	je 0,06

Zur Berechnung der effektiven Dosis bei einer Ganz- oder Teilkörperexposition werden die Äquivalentdosen der in Tabelle 1-3 genannten Organe und Gewebe mit den Wichtungsfaktoren der Tabelle 2 multipliziert und die so erhaltenen Produkte addiert.

*) Zur Bestimmung des Beitrages der anderen Organe und Gewebe bei der Berechnung der effektiven Dosis ist die Teilkörperdosis für jedes der fünf am stärksten strahlenexponierten anderen Organe oder Gewebe zu ermitteln. Die Strahlenexposition aller übrigen Organe und Gewebe bleibt bei der Berechnung der effektiven Dosis unberücksichtigt.

- **Körperdosis**
  Sammelbegriff für effektive Dosis und Teilkörperdosis.
- **Konstanzprüfung**
  Prüfung der Röntgeneinrichtung einschließlich des Abbildungssystems, wobei ohne mechanische oder elektrische Eingriffe festgestellt wird, ob eine bestimmte Bildqualität erhalten geblieben ist.
- **Ortsdosis**
  Äquivalentdosis für Weichteilgewebe, gemessen an einer bestimmten Körperstelle.
- **Ortsdosisleistung**
  In einem kurzen Zeitintervall erzeugte Ortsdosis, dividiert durch die Länge des Zeitintervalls.
- **Personendosis**
  Äquivalentdosis für Weichteilgewebe, gemessen an einer für die Strahlenexposition repräsentativen Stelle der Körperoberfläche.
- **Röntgenbehandlung**
  Kommt im zahnärztlichen Bereich nicht vor.
- **Röntgeneinrichtung**
  Eine Einrichtung, die zur Erzeugung von Röntgenstrahlen betrieben wird und die aus dem Röntgenstrahler und dem Hochspannungserzeuger (Röntgengenerator) besteht. Zur Röntgeneinrichtung gehören auch Anwendungsgeräte, Zusatzgeräte und weiteres Zubehör.
- **Röntgennachweisheft**
  Vom Patienten freiwillig geführte schriftliche Unterlage zur Eintragung des Datums und der untersuchten Körperregion nach dem Muster des Bundesministers für Gesundheit.
- **Röntgenstrahler**
  Die Röntgenröhre und das Röhrenschutzgehäuse, bei einem Einkesselgerät auch der Hochspannungserzeuger.
- **Röntgenuntersuchung**
  Röntgendurchleuchtung, Röntgenaufnahme oder ein sonstiges Untersuchungsverfahren unter Anwendung von Röntgenstrahlen, um Beschaffenheit, Zustand oder Funktion eines menschlichen Körpers sichtbar zu machen.
- **Schulen**
  Öffentliche und private allgemeinbildende und berufsbildende Schulen. Hierzu gehören auch Einrichtungen der Erwachsenenbildung und Ausbildungsstätten für medizinische Hilfsberufe.
- **Schulröntgeneinrichtung**
  Röntgeneinrichtung im Betrieb im Zusammenhang mit dem Unterricht in Schulen, hier gelten besondere Vorschriften.
- **Störstrahler**
  Geräte oder Einrichtungen, die Röntgenstrahlen erzeugen, ohne daß sie zu diesem Zweck betrieben werden.
- **Teilkörperdosis**
  Mittelwert der Äquivalentdosis in einem bestimmten Körperabschnitt.
- **Vollschutzgerät**
  Gerät ohne Bedeutung für den zahnärztlichen Bereich.

2
Physikalisch-technische Grundlagen

Röntgenstrahlung entsteht durch Energieumwandlung, wenn schnell bewegte, energiereiche Elektronen auf Materie (Atome) teffen. Für technische Zwecke erfolgt die Umwandlung von elektrischer Energie in Röntgenstrahlung in der Röntgenröhre, in der hochbeschleunigte Elektronen auf eine Scheibe aus Wolframmetall aufprallen (Abb. 2-1, 2-2).

2.1
Röntgenröhre

Die Röntgenröhre besteht aus einem evakuierten Glaszylinder, in den als Kathode ein Glühfaden wie bei einer Glühlampe und als Anode eine schräggestellte Wolframscheibe eingelassen sind (Abb. 2-2).

Fließt elektrischer Strom durch den Glühfaden, so treten infolge Erhitzung bis über 2000 °C Elektronen aus der Drahtoberfläche aus. Die Stärke dieses **Heizstromes** wird in mA (Milliampère) angegeben. Je heißer der Glühfaden, desto mehr Elektronen treten aus dessen Oberfläche aus. Wird die Stromstärke verdoppelt, so verdoppelt sich auch die Zahl der austretenden Elektronen und damit die Intensität und Dosis der Röntgenstrahlung.

Legt man zusätzlich zwischen Kathode und Anode eine hohe elektrische Spannung an, so werden die aus dem Heizdraht austretenden, negativ geladenen Elektronen in Richtung zum positiven Pol beschleunigt, wo sie mit ungeheurer Wucht auftreffen. Je höher die angelegte Hochspannung ist, um so stärker werden die Elektronen beschleunigt. Mit zunehmender Hochspannung entstehen Röntgenstrahlen mit immer kürzeren Wellenlängen und höherem Durchdringungsvermögen, d. h. härtere Strahlung. Die angelegte

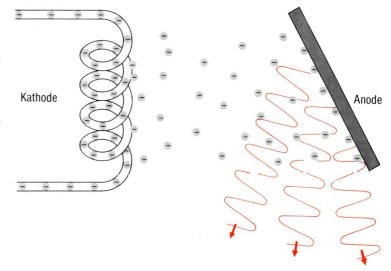

Abbildung 2-1: Entstehung der Röntgenstrahlung. Stark beschleunigte Elektronen aus der beheizten Glühkathode treffen auf die Anode; dabei entsteht Röntgenstrahlung.

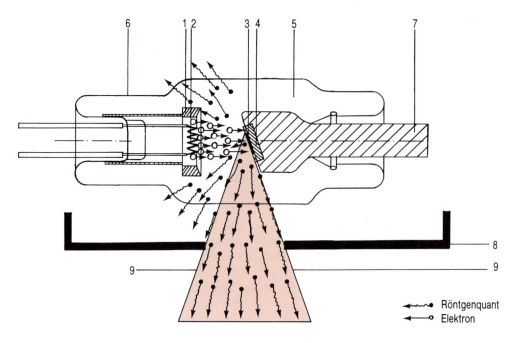

Abbildung 2-2: Röntgenröhre, Aufbau Festanodenröhre
1 Kathode; 2 Glühfaden; 3 Brennfleck; 4 Wolframscheibe; 5 luftleerer Raum; 6 Glaswand der Röhre; 7 Anodenschaft; 8 Röhrenschutzgehäuse mit Strahlenaustrittsfenster; 9 Primär-(Nutz-)Strahlenbündel

Hochspannung wird in kV (Kilovolt) angegeben.

Heizstromstärke, Beschleunigungsspannung und Einschaltzeit der Röhre ergeben die Belichtungsdaten. Röntgenapparate für zahnärztliche Zwecke arbeiten mit Heizstromstärken zwischen 5 und 15 mA und Beschleunigungsspannungen zwischen 50 und 90 kV.

In der Zahnheilkunde werden in der Regel Festanodenröhren benutzt, während in der Radiologie heute Drehanodenröhren üblich sind. Bei Drehanoden rotiert der Anodenteller, die aufprallenden Elektronen verteilen sich auf einem Kreisband der Brennfleckbahn (Abb. 2-3).

Der elektronische, auch thermische Brennfleck ist der Teil der Anodenfläche, der vom Elektronenstrahlenbündel getroffen wird; als Fokus wird der Mittelpunkt dieser Fläche bezeichnet. Der optisch wirksame Brennfleck ergibt sich durch die infolge der Neigung der Anodenfläche be-

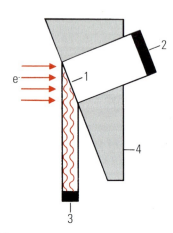

Abbildung 2-3: Thermischer und optischer Brennfleck der Festanodenröhre. 1 Anodenspiegel, 2 Thermischer Brennfleck, 3 Optischer Brennfleck, 4 Kupferumhüllung der Wolframanode.

dingte Verkürzung des tatsächlichen Brennfleckfeldes (Abb. 2-4).

2.1 Röntgenröhre

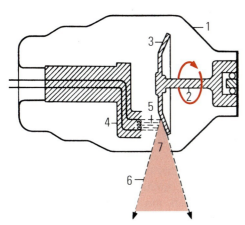

Abbildung 2-4: Bauprinzip der Drehanodenröhre. 1 Röhrenwand, 2 Rotor, 3 Anodenteller, 4 Kathode, 5 Elektron, 6 Primärstrahlenbündel, 7 Strahlenaustrittsfenster.

2.1.1 Erzeugung von Röntgenstrahlung

Dringen die beschleunigten Elektronen in die Anodenoberfläche ein, so kommt es hier zu verschiedenen Wechselwirkungen zwischen den aufprallenden Elektronen und den Atomen der Wolframanode. An der Aufprallstelle, dem Brennfleck der Röhre, wird der größte Teil (99%) der auftreffenden Energie in Wärme, der kleinere Teil (ca. 1%) in Röntgenstrahlung umgewandelt.

Röntgenstrahlung, die bei niedriger Röhrenspannung entsteht, wird als weiche, mit hoher Spannung erzeugte als harte, durchdringungsfähigere Strahlung bezeichnet.

Die Qualität der Röntgenstrahlung ist durch die Halbwertschichtdicke charakterisiert, außerdem abhängig von der Erzeugerspannung, ihrer Welligkeit und Filterung. Röntgenstrahlung, die nach dem Durchgang durch einen 22 mm starken Aluminiumfilter durch eine Halbwertschicht von 7 mm Aluminium gekennzeichnet ist, wird als Normstrahlung (ICRU-Strahlqualität) definiert.

Die Vorgänge bei der Energieumwandlung stellt man sich wie folgt vor: Gerät ein Elektron (e-) in die Nähe eines positiven Atomkerns, so wird es von diesem angezogen, aus seiner Bahn abgelenkt und zum Kern hin zunächst beschleunigt. Gleichzeitig wird Energie in Form von Quanten abgestrahlt. Hieraus resultiert eine Abbremsung des Elektrons. Die abgestrahlte Quantenenergie wird demzufolge als **Bremsstrahlung** bezeichnet. Verliert das Elektron seine gesamte Energie bei einem einzigen Abbremsvorgang durch Energieabstrahlung, so beinhaltet dieses Quant die höchstmögliche Energiemenge; sie entspricht der durch die Scheitelspannung zugeführten Energie (keV). Dies ist statistisch gesehen ein Einzelfall. In der Regel gelangen die beschleunigten Elektronen in den Bereich mehrerer Atomkerne, d. h. sie werden schrittweise abgebremst. Da außerdem die Scheitelspannung in der Röhre erst aufgebaut werden muß, enthält das Strahlenbündel, das aus der Röhre austritt, alle Energien unterhalb der Scheitelspannung. Es handelt sich um ein kontinuierliches Spektrum.

Die auftreffenden Elektronen können ihre Energie auch auf die die Kerne umkreisenden Elektronen übertragen, so daß diese den Atomverband verlassen. Ist dies der Fall, so wird der freigewordene Platz sofort durch ein Elektron von einer weiter außen gelegenen Schale (höheres Energieniveau) belegt. Beim Übergang eines Elektrons von höherem auf niedrigeres Energieniveau wird die Differenz der erforderlichen Bindungsenergien wiederum als Quant emittiert. Sind Elektronen der K- oder L-Schale betroffen, so entsteht die für das Kathodenmaterial (Wolfram) **charakteristische Röntgenstrahlung.** Entsprechende Vorgänge in den äußeren Schalen führen zur Aussendung von sichtbarem Licht. Der Anteil der charakteristischen Röntgenstrahlung bei einer Beschleunigungsspannung von 70 kV im Primärstrahlenbündel liegt zwischen 10 und 20%.

Die kürzeste Wellenlänge im Bündel, die **Grenzwellenlänge,** ist von der angelegten Beschleunigungsspannung abhängig.

2.2 Röhrenschutzgehäuse

Die eigentliche Röntgenröhre ist in einem mit Blei ausgekleideten Gehäuse, dem Röhrenschutzgehäuse, untergebracht. Das Schutzgehäuse verhindert, daß das Röntgenlicht in alle Richtungen abgestrahlt wird. Durch eine Aussparung im Röhrenschutzgehäuse, das Fenster, kann das **Nutz-** bzw. das **Primärstrahlenbündel** austreten. Die gedachte Achse des Primärstrahlenbündels wird **Zentralstrahl (ZS)** genannt.

2.3 Filter

Filter werden in der Regel dazu verwendet, aus dem Primärstrahlenbündel den Anteil der langwelligen – weichen – Strahlung, die den Körper nicht durchdringen kann und somit nur die Strahlenbelastung erhöht, abzufangen. Filter bestehen in der Regel aus dünnen Metallplättchen, die hinter dem Strahlenaustrittfenster am Röhrengehäuse oder im Tubus angebracht sind. Bei zahnärztlichen Geräten ist ein Filter vorgeschrieben, der die Wirkung einer 2 mm dicken Aluminiumscheibe hat. Da nur Strahlen ab einer bestimmten Härte durchgelassen werden, erreicht man durch die Filterung ein homogeneres Strahlenbündel und eine verbesserte Bildqualität.

Für die einwandfreie Darstellung weniger strahlendurchlässiger, dichterer Zahn- und Knochenschichten und weniger dichter, mehr strahlendurchlässiger Weichteilschichten (Fernröntgenbild) können **„Ausgleichsfilter"** verwendet werden. Ausgleichsfilter werden vor den Filmkassetten angebracht, so daß bestimmte Bezirke des Bildes wunschgemäß weniger belichtet und damit erkennbar werden.

2.4 Blenden/Raster

Während Filter dazu dienen, das Strahlenbündel zu „homogenisieren", verwenden wir Blenden, um das Nutzstrahlenbündel auf das gegebene Filmformat einzugrenzen oder aber um die im Körper entstehende Streustrahlung vom Film fernzuhalten. Das Ausblenden des Strahlenbündels vermindert die Strahlenbelastung und verbessert die Bildqualität.

Die Einblendung des Strahlenbündels ist dann optimal, wenn auf dem Film eine unbelichtete Randzone vorhanden ist. In der allgemeinen Radiologie werden zur Eingrenzung des Primärstrahlenbündels mit Blei ausgekleidete Tubusse oder auch sog. Tiefenblenden benutzt. Tiefenblenden, auch Schubscheibenblenden, bestehen aus mehreren Bleilamellenpaaren, die hinter dem Strahlenbündel angeordnet sind. Der Tubus an zahnärztlichen Apparaten dient hauptsächlich als Einstellhilfe, nur wenige (Rechtecktubus/Reducer) sind zur Eingrenzung des Strahlenbündels geeignet. Die Einblendung erfolgt bei Dentalapparaten durch Bleilochblenden, bei Panoramageräten mit Schlitzblenden.

Streustrahlenraster, die insbesondere geeignet sind, Streustrahlung vom Film fernzuhalten, werden in der Zahnheilkunde kaum eingesetzt. Streustrahlenraster sind zwischen Objekt und Film angeordnet. Im Raster sind dünne fokussierende Bleilamellen angebracht. Nur die vom Fokus ausgehende Strahlung kann auf den Film treffen. Bei Stehrasteraufnahmen sind diese Lamellen als feine weiße Linien abgebildet. Röntgenaufnahmen hinter bewegten Rastern (Bucky-Rotorblende) werden gleichmäßig geschwärzt (Abb. 2-5).

2.5 Verstärkerfolien

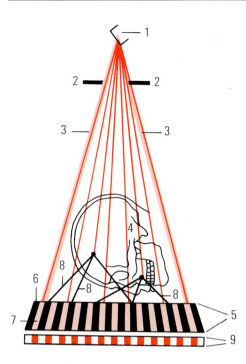

Abbildung 2-5: Fokussierte Rasterblende. Nur vom Fokus ausgehende Strahlung passiert das Raster. Streustrahlung wird absorbiert. 1 Fokus, 2 Lochblende, 3 Randstrahl Primärstrahlenbündel, 4 Schädel, 5 Streustrahlenraster, 6 Bleilamelle, 7 Rasterlücke, 8 Streustrahlung aus dem Objekt, 9 Film

Die geprägte Metallfolie in den Mundfilmpackungen dient ebenfalls als „Blende". Sie soll verhindern, daß die hinter dem Film, z. B. in der Zunge, entstehende Streustrahlung auf den Film zurückgeworfen wird.

2.5 Verstärkerfolien

Verstärkerfolien werden insbesondere zur Herstellung extraoraler Aufnahmen benötigt.

Solche Folien bestehen aus einem Karton oder aus einer Plastikfolie, die mit fluoreszierenden Substanzen beschichtet sind (Abb. 2-6). Das fluoreszierende Material wird durch Röntgenstrahlung zur Aussendung von blauviolettem Licht angeregt, das seinerseits die lichtempfindliche Emulsion des Röntgenfilmes so stark verändert, daß die Schwärzung des Filmes zu 95 % durch das Fluoreszenzlicht und nur zu 5 % durch die eigentliche Röntgenstrahlung bedingt sein kann.

Die Wirkung von Verstärkerfolien wird durch den sog. Verstärkungsfaktor gekennzeichnet. Der **Verstärkungsfaktor** gibt denjenigen Faktor an, um den die Belichtungszeit bei sonst gleichen Bedingungen verkürzt werden kann, um dasselbe Bildergebnis zu erhalten. Bei den Universalfolien liegt der tatsächliche Verstärkungsfaktor bei 40. Statt einer Belichtungszeit von 1 s benötigt man hier nur noch 0,025 s.

Aus praktischen Gründen hat man den Verstärkungsfaktor für Universalfolien gleich 1 gesetzt. Es gibt Verstärkerfolien, die eine geringere oder stärkere Schwärzung als die Universalfolien bewirken. Dieser Ausgleichsfaktor beträgt für feinstzeichnende Folien 0,5, für feinzeichnende Folien 0,7 und bei den höchstverstärkenden Folien 1,8.

Für extraorale Schädel- und Teilschädelaufnahmen werden auch in der Zahnheilkunde nur noch Verstärkerfolien aus seltenen Erden (SE-Folien) verwendet. Die Konversionsrate der SE-Folien liegt bei ca. 16 %. Sie ist damit viermal höher als der Wirkungsgrad der früher verwendeten

Tabelle 2-1:

Film-Folien-System Empfindlichkeitsklasse	Standardkombination Dosis (μGy)	Optische Dichte
100	10	1
200	5	1
400	2,5	1
800	1,25	1

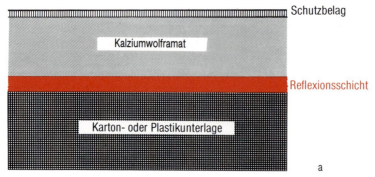
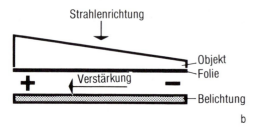
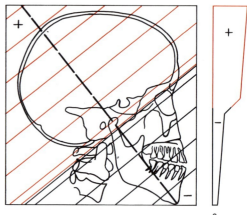

Abbildung 2-6:
Verstärkerfolien
a) Aufbau einer Verstärkerfolie
b) Wirkung der Verstärkerfolie, schematisch
c) Spezial-Verstärkerfolie zum Ausgleich der Belichtung bei Fernröntgenaufnahmen

Kalziumwolframatfolien, wodurch eine weitere Senkung der erforderlichen Strahlendosis erreicht wurde. Zur Klassifizierung der Empfindlichkeit des gesamten Filmfoliensystems dienen heute **Empfindlichkeitsklassen** (Tab. 2.1). Ausgangswert ist dabei der Dosisbedarf eines Systems, um die optische Dichte 1 zu erzeugen.

Bei Fernröntgenaufnahmen können anstelle der Ausgleichsfilter auch **Ausgleichs-** oder **Verlaufsfolien** zur gleichmäßigen Darstellung der Knochen- und Weichteilschichten verwendet werden. In Bereichen mit starker Absorption der Röntgenstrahlung verhindern Ausgleichsfolien, daß der Film hier unterbelichtet wird.

Für Fernröntgenaufnahmen bei Kindern wird eine 400er-Kombination verlangt.

Die Folien müssen laufend auf Verschmutzungen oder Beschädigungen überprüft werden. Die Reinigung sollte nach den Angaben der Hersteller mit den entsprechenden Folienreinigungsmitteln erfolgen.

2.6 Filmkassetten

Filmkassetten schützen unverpackte Filme vor Lichteinwirkung und dienen dazu, den Film in die gewünschte Position und in möglichst engen Kontakt mit den Verstärkerfolien zu bringen.

Filmkassetten bestehen meist aus dünnem Aluminium, sie können an der Rückseite geöffnet werden (Abb. 2-7). Eine

2.7 Projektionsregeln

Abbildung 2-7: Röngenfilmkassette, Aufbau

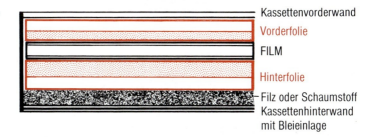

Kassettenvorderwand
Vorderfolie
FILM
Hinterfolie
Filz oder Schaumstoff
Kassettenhinterwand mit Bleieinlage

Schaumstoffschicht an der Innenseite der Vorder- und Rückwand sorgt dafür, daß die aufgeklebten Verstärkerfolien fest auf die eingelegten Filme gepreßt werden. Die Kassettenhinterwand ist außerdem meist mit einer dünnen Bleischicht ausgekleidet, um eine weitere Ausbreitung der Primärstrahlung sowie die Rückstreuung von Sekundärstrahlung auf den Film zu verhindern.

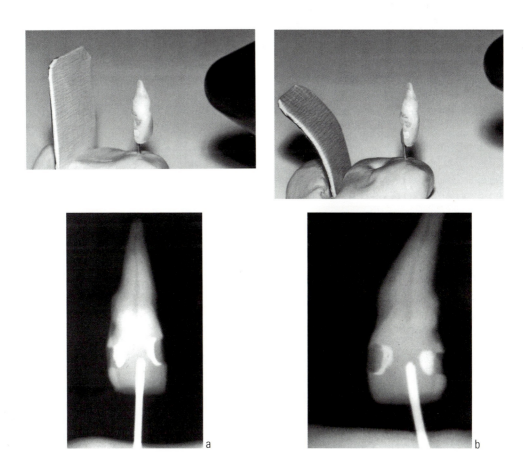

Abbildung 2-8: Verzerrung durch Schrägprojektion auf gebogene Fläche. Modellsituation und zugehöriges Röntgenbild.
a) Zentralstrahl trifft senkrecht auf Zahnachse und Filmebene
b) Zentralstrahl trifft schräg auf gebogenen Film

Für Panoramaschichtaufnahmen werden speziell gekrümmte Kassetten verwendet. Es gibt auch biegsame Kunststoffkassetten, die bei Panoramavergrößerungsaufnahmen den Gesichtskonturen angelegt werden.

2.7 Projektionsregeln

Röntgenstrahlung breitet sich vom Brennfleck ausgehend in alle Richtungen gleichmäßig aus. Die gedachte Achse des Primärstrahlenbündels wird Zentralstrahl (ZS) genannt. Der Senkrechtstrahl bildet vom Fokus ausgehend mit der Bildebene einen rechten Winkel.

Alle im Strahlengang liegenden Objekte werden nach den Regeln der Zentralprojektion in eine Bildebene projiziert und vergrößert wiedergegeben. Es entsteht ein **Summationsschattenbild**. Die Vergrößerung ist von den Abständen zwischen Fokus, Objekt und Bildebene abhängig. Filmfernere Objektteile werden stärker vergrößert und verzerrt als filmnahe.

Der Vergrößerungsmaßstab (M) ergibt sich aus dem Verhältnis Fokus-Film-Abstand (FFA) zu Fokus-Objekt-Abstand (FOA) (Abb. 2-8)

$$M = \frac{FFA}{FOA}$$

Die räumliche Ausdehnung von schräg zur Bildebene angeordneten Körpern wird nicht formgetreu, sondern verzeichnet wiedergegeben. Auf Summationsschattenbildern sind Objekte, die ineinander oder übereinander projiziert werden, nicht genau zu beurteilen. Weitere Aufnahmen in anderer Projektion sind erforderlich.

In der Regel werden Aufnahmen in zwei senkrecht zueinander stehenden Ebenen ausgeführt. Unerwünschte Überlagerungen sind durch „exzentrische Schrägprojektionen", d. h. „Freiprojizieren", vermeidbar (siehe Verschiebetechnik).

Den Winkel, unter dem zwei Objektpunkte vom Fokus aus abgebildet werden, bezeichnet man als Parallaxe. Die Parallaxe ändert sich, wenn Strahlenquelle oder Objekt bewegt werden.

3
Strahlenbiologie und Strahlenwirkungen Röntgenstrahlen in der zahnärztlichen Praxis

3.1 Strahlenbiologische Wirkungen

Grundlage aller strahlenbiologischen Wirkungen, die nach unseren heutigen Kenntnissen immer negativ im Sinne einer Schädigung zu sehen sind, sind die Energieübertragung aus der Strahlung auf das biologische Material und die damit verbundenen Ionisationsvorgänge.

Als Folge der Anregungs- und Ionisationsvorgänge werden Moleküle in den Zellbausteinen verändert, chemische und biologische Reaktionen führen zu verschiedenen biologischen Reaktionen.

Zu den wichtigsten strahlenbiologischen Reaktionen gehört die Zersetzung des Wassers. Dabei können durch Herauslösen eines Elektrons positive Wasserionen (H_2O^+) oder durch Anlagerung von Elektronen negative Wasserionen (H_2O^-) entstehen, die in die aggressiven Radikale OH bzw. H zerfallen sowie andere Peroxide bilden (Abb. 3-1).

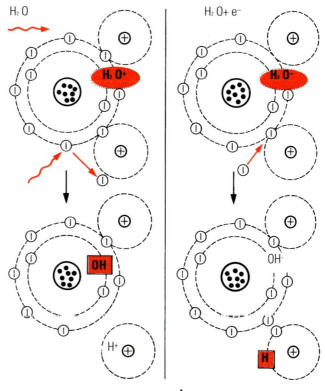

Abbildung 3-1: Ionisation eines Wassermoleküls
a) Freisetzung eines Elektrons →positives Wasserion H_2O^+
Zerfall unter Bildung eines OH-Radikals
b) Anlagerung eines Elektrons →negatives Wasserion H_2O^- beim Zerfall Freisetzung eines H-Radikals

Die biologische Wirkung kann sofort an der Stelle der primären Energieabsorption (direkte Strahlenwirkung) oder zeitlich und örtlich versetzt nach Art einer Kettenreaktion (indirekte Strahlenwirkung) eintreten.

Strahlenschädigungen bei höher organisierten Lebewesen, auch beim Menschen, werden zu 20 % auf direkte und zu 80 % auf indirekte Trefferereignisse zurückgeführt. Veränderungen durch direkte Trefferwirkungen sind endgültig – Veränderung eines bestimmten Gens in einer bestimmten Zelle –, sie können nicht „repariert" werden. Da mit jeder Strahlenexposition auch Einzeltrefferereignisse ausgelöst werden, summieren sich diese Einzeltreffer während des gesamten Lebens. Indirekte Straheneinwirkungen können dagegen durch Gegenreaktionen des Körpers in großem Umfang wieder ausgeglichen werden.

Außer von der übertragenen Energiedosis hängt die biologische Strahlenwirkung auch von der Art der Strahlung ab. Wenn aus radioaktivem Material stammende Strahlung auf Körpergewebe einwirkt, so ergibt sich bei der gleichen übertragenen Energiemenge eine 10mal größere biologische Wirkung, als dies durch Röntgenstrahlung der Fall ist. Der **Relative Biologische Wirkungsfaktor (RBW)** ist für Röntgenstrahlung 1, für α–Strahlung 10.

Dies ist auf das Lineare Energieübertragungsvermögen, den LET-Wert einer Strahlung, zurückzuführen. Der LET-Wert ist proportional zu den entlang der Strahlenbahn erzeugten Ionenpaaren. Teilchen mit geringer Geschwindigkeit, großer Masse und hohem Ladungszustand, wie Protonen, sind „dicht ionisierend". Teilchen mit geringer Masse, z. B. Elektronen, sind „locker ionisierend" (Abb. 3-2). Die in den Zellen absorbierte Energie ist entsprechend mehr oder weniger dicht verteilt. Strahlung mit geringer Ionisationsdichte braucht eine höhere Dosis, um dieselbe Anzahl von Ionenpaaren zu erzeugen als Strahlung mit hoher Ionisationsdichte. Daher ist die biologische Wirkungsfunktion verschiedener Strahlenarten unterschiedlich.

Allgemein gilt: Der strahlensensibelste Bereich in der Zelle ist der Zellkern, in dem die Chromosomen als Träger der Erbinformation eingelagert sind. Die Strahlensensibilität einer Zelle nimmt außerdem mit dem Gehalt an Desoxyribonukleinsäure zu.

Auch die **Zeitdauer** der Strahlenexposition beeinflußt die biologische Wirkung. Wird eine bestimmte Dosis (Aufnahmezahl) in einem kurzen Zeitraum aufgenommen, so ist die Wirkung wesentlich größer, als wenn dieselbe Dosis in mehreren Ein-

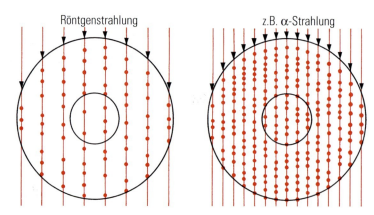

Abbildung 3-2: Lineares Energieübertragungsvermögen verschiedener Strahlung. Ionisationsdichte in Zellen.

3.1 Strahlenbiologische Wirkungen

zelportionen und über einen längeren Zeitraum verteilt aufgenommen wird.

Von ganz entscheidender Bedeutung ist es, ob ein bestimmter **Körperbezirk** isoliert von der Strahlung getroffen wurde oder ob es sich um eine **Ganzkörperbestrahlung** handelt; in beiden Fällen kann die Strahlendosis im interessierenden Bezirk gleich groß sein. Die strahlenbiologische Wirkung in diesem Bereich ist aber unvergleichlich stärker, wenn die Dosis aus einer Ganzkörperbestrahlung stammt.

Wahrscheinlichkeit (Stochastik) eines Strahlenschadens. Nicht alle Personen, die eine bestimmte Strahlendosis empfangen haben, bzw. deren Nachkommen, zeigen dieselben Strahlenwirkungen. Es besteht jedoch eine Dosiswirkungsbeziehung. Die Wahrscheinlichkeit, daß bestimmte Schäden auftreten, nimmt mit steigender Dosis zu.

Die absorbierte Energie kann in allen Körper- oder Keimzellen zu Veränderungen der funktions- und/oder der erbtragenden Strukturen führen.

So fällt beispielsweise nach lokaler Bestrahlung der Speicheldrüsen mit ca. 5 Sv die Produktion von Speichel aus (Funktionsstörung): Mit einer Gonadendosis von 2,5 Sv kann beim Menschen vorübergehende, ab 5 Sv dauernde Sterilität erzeugt werden.

Bei den **strahlenbedingten Gewebeschädigungen** unterscheiden wir:

- **Somatische Strahlenschäden:** Dies sind Schädigungen, die bei den Personen, die der Bestrahlung selbst ausgesetzt waren, in Erscheinung treten. Die Zellen einzelner Gewebearten sind gegenüber der ionisierenden Strahlung mehr oder weniger empfindlich. Am sensibelsten sind nicht ausdifferenzierte Zellen, Zellen mit hohem Wassergehalt und Zellen mit hoher Teilungsrate. Beim Erwachsenen sind die lymphatischen Organe und das Knochenmark, die Ei- und Samenzellen am empfindlichsten, weshalb man sie auch als die kritischen Organe bezeichnet. Es folgen die Zellen des Magen-Darm-Traktes, Schleimhäute, Knochenwachstumszonen, Augenlinsen, die Haut, Leber, Niere, Knochen, Knorpel und Lunge. Gehirn und Rückenmark, periphere Nerven und Muskelgewebe zeigen die relativ geringste Strahlensensibilität.

- **Teratogene Strahlenschäden:** Bei diesen Strahlenschäden handelt es sich um einen Sonderfall der somatischen Strahlenwirkung bei Ungeborenen, die zu Miß- oder Fehlbildungen führt. In der Präimplantationsphase – bis zum 10. Tag nach der Befruchtung – führen bereits Dosen von 200 mSv nach dem Alles- oder Nichts-Gesetz zur Abstoßung der Morula. Fehlbildungen sind nicht bekannt, zerstörte Einzelzellen werden durch omnipotente Morulazellen ersetzt. Während der Embryonalphase – 10. Tag bis 8. Woche nach der Befruchtung – entstehen die einzelnen Gewebe und Organe aus den drei Keimblättern. In dieser Phase sind insbesondere Organfehlbildungen zu befürchten.

Dosen von 250 mSv reichen aus, um schwerste Entwicklungsstörungen des Gehirns, des Auges oder des Urogenitalsystems hervorzurufen. (Abb. 3-3)

In der Foetalperiode – ab dem 3. Monat nach der Befruchtung – kommt es weniger zu organischen Fehlbildungen. Im Vordergrund steht hier die Induktion von Wachstumsstörungen und malignen Tumoren, die sich später im Kindesalter manifestieren.

Es ist sinnvoll, Röntgenuntersuchungen bei Frauen in der ersten Zyklushälfte, bei Schwangerschaft nach Abschluß der Organbildungsphase vorzunehmen. In den verschiedenen Organanlagen können die sich entwickelnden Zellen eine bis zu 100mal höhere Strahlensensibilität haben als später beim Erwachsenen. Mit fortschreitendem Alter nimmt die Strahlensensibilität während der

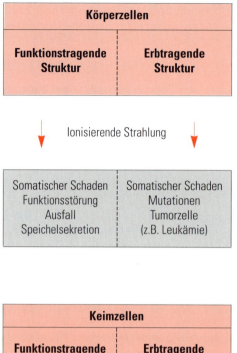

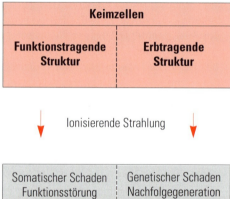

Abbildung 3-3: Mögliche Strahlenschädigungen von Körper und Keimzellen

fötalen Wachstumsphase ab. Als teratogene Strahlenwirkung kennen wir beispielsweise gehäuftes Auftreten von Lippen-Kiefer-Gaumen-Spalten oder Verkrüppelungen.

● **Genetische Strahlenschäden:** Genetische Strahlenschäden werden durch Mutation, d. h. durch Veränderungen in den Erbanlagen bewirkt. Genetische Schäden treten erst bei den Nachkommen der der Strahlung ausgesetzten Personen in Erscheinung. Genetische Wirkungen können auch durch die kleinste Dosis im Bereich der Fortpflanzungsorgane ausgelöst werden. Die Wahrscheinlichkeit, daß sie im Zusammenhang mit den Dosen, die bei zahnärztlichen Röntgenaufnahmen auftreten, verursacht werden, ist aber außerordentlich gering. Für die Abschätzung des diesbezüglichen Risikos ist von der natürlichen Mutationsrate und der Röntgenstrahlendosis, die die natürliche Mutationsrate verdoppelt, auszugehen. Es wird angenommen, daß die natürliche Mutationsrate 1:50 000 beträgt, d. h., in jeder dritten menschlichen Keimzelle ist ein Gen betroffen. Bei ca. 3 % der Neugeborenen ist eine meist schwere, durch „dominante Mutationen" hervorgerufene Schädigung, z. B. Mongolismus, zu beobachten. Daneben bestehen zunächst unerkannt zahlreiche rezessive Mutationen, die sich erst manifestieren, wenn derselbe Gendefekt von beiden Eltern in die Erbmasse eingebracht wird.

Die Mutationsverdoppelungsdosis für diagnostische, über längere Zeit kumulierte Röntgenstrahlung liegt bei etwa 1 Sv.

Ziel aller Strahlenschutzbemühungen muß es sein, daß die durchschnittliche Gesamtbelastung der Bevölkerung diesen Wert keinesfalls erreicht oder übersteigt.

Bei den **somatischen Strahlenschädigungen** ist zwischen akuten, chronischen und sogenannten Spätschäden zu unterscheiden.

● **Akute Strahlenschäden,** d.h. Schädigungen, die sich im unmittelbaren zeitlichen Zusammenhang mit der Bestrahlung zeigen, treten nur auf, wenn ein bestimmter Dosisschwellenwert erreicht oder überschritten wird. Bekannte akute Strahlenschädigungen in einem um-

3.1 Strahlenbiologische Wirkungen

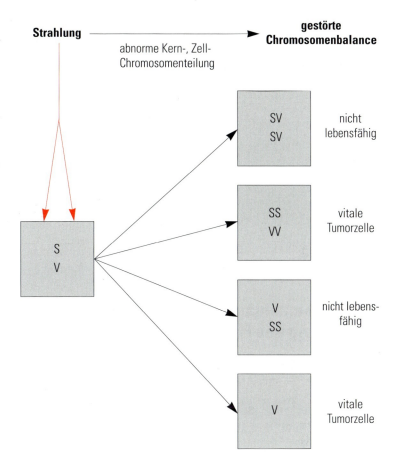

Abbildung 3-4: Chromosomenverhalten/Tumorgenese. Noxen/ionisierende Strahlungen/ verursachen abnorme Zellkern- und Chromosomenveränderungen. Dabei entstehen auch vitale Tumorzellen mit verändertem Chromosomensatz.

schriebenen Bezirk sind Röntgenverbrennungen, die ab einer Energiedosis von 6 Gy (Gray; 1 Gy = J/kg) zu beobachten sind.

Eine Ganzkörperbestrahlung mit 6 Gy bzw. 6 Sv (Sievert) löst bereits die **akute Strahlenkrankheit** aus, die innerhalb von 14 Tagen durch Unterdrückung der Knochenmarkfunktion tödlich endet. Erste akute, jedoch voll reversible Schädigungen im somatischen Bereich sind bereits bei Dosen ab 0,5 Sv möglich.

- **Chronische Strahlenschädigungen** treten in der Regel erst längere Zeit nach der Strahleneinwirkung, oft erst nach jahrelanger Latenzzeit auf. Sie werden vor allem durch kleine und kleinste Strahlendosen hervorgerufen. Der Nachweis ist aber schwierig, da durch die einmalige oder mehrmalige Belastung mit solchen unterschwelligen Dosen zunächst keine nachweisbare Schädigung hervorgerufen wird. Auch in diesem Zusammenhang ist eine gewisse Strahlenmindestdosis erforderlich, die in kurzer Zeit oder aber über Jahre verteilt in einem umschriebenen Bezirk oder aber als Ganzkörperbestrahlung einwirkt. Wird ein bestimmter Schwellenwert überschritten, so ist für den einzelnen oder aber für seine Nachkommen mit entsprechenden Schäden zu rechnen. Das Auftreten einer Krebserkrankung ist mit zunehmender Wahrscheinlichkeit zu befürchten, wenn in einem umschriebenen Bezirk 25 Sv oder mehr eingewirkt haben.

Für die USA wurde berechnet, daß schon eine Ganzkörperexposition der Bevölkerung mit 10 Sv/Person, über 15 Jahre verteilt, das jährliche Leukämierisiko von 68 auf 69 Erkrankungen pro Million Bestrahlter erhöht.

Ganzkörperbestrahlungen mit Dosen von 1 Sv führen unter 1 Million Bestrahlten zu 100–200 zusätzlichen bösartigen Tumorerkrankungen und etwa 20 Leukämiefällen. Dieses Risiko entspricht in etwa dem Risiko der beruflich strahlenexponierten Personen der Gruppe A, die 20 Jahre lang jeweils die höchstzulässige Dosis kumulieren würden.

3.2
Strahlenbelastung und Gefährdung des Patienten

Die Situation des Patienten gegenüber der Röntgenröhre ist nicht veränderlich. Im Bereich des Kopfes ist er der Nutzstrahlung ausgesetzt, im Bereich der Fortpflanzungsorgane und des übrigen Körpers wirkt die Streustrahlung auf ihn ein. Es könnte also zu einer somatischen und zu einer genetischen Schädigung kommen.

Die Strahlenbelastung des Patienten wird sinnvoll durch Angabe der Hautoberflächendosis (Ionisationsdosis), die im Nutzstrahlenfeld auftrifft, durch die im durchstrahlten Gewebe durchschnittlich absorbierte Energiedosis und durch die im Gonadenbereich wirksame (effektive) Dosis beschrieben.

Die absorbierte Energiedosis wird mit zunehmender Eindringtiefe in den einzelnen Gewebsschichten immer geringer. Beim Menschen vermindert eine Gewebeschicht von ca. 2,5 cm die Strahlendosis um jeweils die Hälfte (Halbwertschicht). Zur groben Abschätzung einer Gefährdung kann man die einfallende Oberflächendosis als „effektive Dosis" für das gesamte durchstrahlte Gewebe zugrunde legen (Tab. 3-2).

3.2.1
Somatische Schäden

Die Gewebebelastung im Bereich des Nutzstrahlenbündels beträgt bei Mundfilmen bis zu 0,015 Sv je Aufnahme.

Aufgrund eingehender Untersuchungen darf man annehmen, daß erste somatische, allerdings noch reparable Schädigungen im Bereich des Nutzstrahlenbündels ab einer Belastung von 0,5 Sv auftreten könnten. Das heißt, solche Schädigungen wären evtl. dann denkbar, wenn innerhalb eines kurzen Zeitraumes 30 oder mehr intraorale Aufnahmen gemacht würden. Dies entspräche ungefähr 3 vollständigen Mundfilmstaten.

Die höchste lokale Gewebebelastung bei Panoramaschichtaufnahmen liegt bei 2,5 mSv, d.h. erste Gewebeschädigungen wären hier erst denkbar, wenn 200 dieser Aufnahmen in kurzer Zeit beim gleichen Patienten angefertigt würden.

Eine Röntgenverbrennung der Haut, ähnlich dem Sonnenbrand, wäre erst möglich, wenn 400 oder mehr Zahnaufnahmen in kurzer Zeit an derselben Stelle gemacht würden.

Die schwerste somatische Schädigung, das Auftreten eines Strahlenkrebses, wäre bei einer Zahl von 3000 Aufnahmen oder mehr an derselben Stelle denkbar. Daß dies geschieht, ist völlig unvorstellbar. Aber wenn der Arzt oder die Helferin den Film im Munde des Patienten selbst festhalten, wie es früher häufig geschah, so erhält die Hand, die den Film hält, die tumorauslösende Dosis in ca. 5 Jahren. Tatsächlich ist es bei Zahnärzten, die den Film immer selbst gehalten haben, nicht selten zu solchen Tumorerkrankungen gekommen.

Bei den Panoramavergrößerungsaufnahmen ist mit einer Oberflächendosis an der Gaumenschleimhaut von bis zu 0,15 Sv zu rechnen. Erste lokale Beeinträchtigungen könnten schon ab 3 Aufnahmen auftreten.

Tabelle 3-1: Strahlenbelastung im Gonadenbereich des Erwachsenen bei Zahnaufnahmen

Autor	ohne Schutz (mSv)	Mit Schutzschild (1 mm Blei) (mSv)	Mit Bleischürze (0,5 mm Blei) (mSv)
REGULLA (OK Aufbiß)	0,007	0,00006	0,000006
SONNABEND (aus Status)	0,06	–	0,0001

3.2.2
Genetische Schäden

Die Strahlenbelastung im Bereich der Fortpflanzungsorgane ist von verschiedenen Faktoren, insbesondere von der Körpergröße des Patienten und von der Projektionsrichtung des Nutzstrahlenbündels abhängig.

In Tabelle 3-1 sind die Durchschnittswerte für Oberkieferaufbißaufnahmen (die im Vergleich zu anderen zahnärztlichen Aufnahmen die höchste Strahlenbelastung erbringen) beim Mundfilm für den Erwachsenen angegeben (REGULLA und SONNABEND in: E. BONASCHEWSKY [1977] Strahlenexposition und Strahlenschutz). Diese Angaben berechtigen zu der Annahme, daß bei Zahn- und Kieferaufnahmen die im Gonadenbereich auftretende Dosis von 0,0003 mSv nicht überschritten wird, wenn der Patient mit einer Bleischürze von 0,5 mm Bleigleichwert abgedeckt ist (vgl. Abschn. 4.1.3).

In der Röntgenverordnung gibt es keine Vorschriften über höchstzulässige Dosen für den Patienten. In § 32 findet sich lediglich der Hinweis, daß die Körperdosis aus Ganzkörperexpositionen für beruflich nicht strahlenexponierte Personen im Kalenderjahr 1,5 mSv nicht überschreiten darf.

Ein Patient würde diese für nicht strahlenexponierte Personen höchstzulässige Dosis erst erreichen, wenn bei ihm Monat für Monat 400 zahnärztliche Aufnahmen gemacht würden (vgl. Tab. 3-2). Dennoch ist nicht auszuschließen, daß beim Zusammentreffen unglücklicher Umstände durch die Strahlung, die auf die Fortpflanzungsorgane einwirkt, auch einmal eine genetische Schädigung ausgelöst wird. Wenn jedoch Schutzmaßnahmen, die nach der Röntgenverordnung vorgeschrieben sind, eingehalten werden, so ist die Wahrscheinlichkeit, daß eine genetische Schädigung auftritt, außerordentlich unwahrscheinlich. Die Wahrscheinlichkeit, beim Lottospiel 6 Richtige anzukreuzen, ist demgegenüber wesentlich größer.

3.3
Strahlenbelastung und Gefährdung des Arztes und seiner Mitarbeiter

Zum Schutz der Beschäftigten sind in der Röntgenverordnung besondere Vorschriften für beruflich strahlenexponierte Personen festgelegt worden.

Als beruflich strahlenexponierte Personen sind Personen definiert, die aufgrund ihrer Tätigkeit einer höheren Strahlenbelastung ausgesetzt sind als andere Menschen, die mit der Anwendung von ionisierenden Strahlen beruflich nichts zu tun haben. Dabei wurde einerseits genau die Dosisgröße festgelegt, ab der eine Person zu der Gruppe der strahlenexponierten Personen gehört, andererseits ist angegeben, wie hoch die Strahlenbelastung dieser Personen maximal sein darf, damit sowohl im

Tabelle 3-2: Strahlenbelastung des Patienten bei röntgendiagnostischen Maßnahmen (in mSv)

Intraorale Aufnahme	Hautoberflächendosis	10−15
	durchstrahltes Gewebe	0,5
	Gonadendosis	0,0003
Panoramaschichtaufnahme	Hautoberflächendosis	0,3−2
	durchstrahltes Gewebe	0,4
	Gonadendosis	0,0002
Fernröntgenaufnahme	Hautoberflächendosis	0,5
	Gonadendosis	0,00005
Thoraxaufnahme	Hautoberflächendosis	1,5
	Gonadendosis	0,6
Beckenaufnahme/Schwangerschaftsaufnahme	Hautoberflächendosis	10−15
	Gonadendosis	3−7

Hinblick auf somatische wie auch genetische Schädigungen hinreichende Sicherheit gewährleistet ist.

Beruflich strahlenexponierte Personen der Gruppe B sind Personen, die eine effektive Dosis (Gonadendosis) zwischen 5 und 15 mSv erhalten können, beruflich strahlenexponierte Personen der Gruppe A sind Personen, die mehr als 15 mSv bis max. 50 mSv erhalten können.

Eine Zahnarzthelferin, die sich wie vorgeschrieben in 1,5 m Entfernung vom Röntgenapparat in der rückwärtigen Verlängerung des Nutzstrahlenbündels aufhält, ist bei einer Zahnaufnahme (60 kV, 10 mA, 1s) einer Strahlenbelastung von etwa 0,0002 bis 0,0003 mSv ausgesetzt. Sie müßte der Gruppe B der strahlenexponierten Personen erst zugerechnet werden, wenn sie tagtäglich ca. 50 Aufnahmen herstellen würde. Löst sie die Aufnahme 3 m hinter der Röhre aus, so wird sie zur strahlenexponierten Person der Gruppe B, wenn sie täglich mehr als 200 Aufnahmen macht.

Auch die Vorschrift des § 32 RÖV, daß die Ganzkörperexposition für sonstige nicht beruflich strahlenexponierte Personen 1,5 mSv im Jahr nicht überschreiten darf, wird sicher erfüllt, wenn im Abstand 1,5 m von der Röhre täglich nicht mehr als 15 Aufnahmen ausgeführt werden.

> Zahnarzt und Mitarbeiterinnen des Zahnarztes gehören nicht zwangsläufig zu den Gruppen der beruflich strahlenexponierten Personen. Für sie besteht keine Notwendigkeit, in einem Kontrollbereich tätig zu werden.

Die nachstehend wiedergegebenen besonderen Vorschriften über Verhaltensregelungen und Schutzmaßnahmen für in einem Kontrollbereich tätige Personen treffen auf die Zahnarzthelferin nur im Ausnahmefall zu.

3.4 Besondere Vorschriften für beruflich strahlenexponierte und besonders schutzbedürftige Personen

> Schwangere und stillende Frauen dürfen in einem Kontrollbereich nicht tätig sein.

Die Körperdosen bei beruflich strahlenexponierten Personen dürfen im Kalenderjahr bestimmte Richtwerte nicht überschreiten (vgl. Tab. 1-3). Außerdem wurde festgelegt, daß die Körperdosen in 3 aufeinanderfolgenden Monaten höchstens die Hälfte der Jahreswerte betragen dürfen. Bei gebärfähigen Frauen darf die an der Gebärmutter aufgenommene Dosis 5 mSv pro Monat nicht übersteigen.

Für Personen unter 18 Jahren, die sich zum Zwecke der Ausbildung mit Sondergenehmigung in einem Kontrollbereich aufhalten dürfen, ist die zulässige Jahresdosis bis einschließlich 18 Jahre auf 5 mSv, bei älteren auf höchstens 15 mSv festgelegt.

Andere, nicht beruflich strahlenexponierte Personen, die sich aufgrund ihrer Tätigkeit gelegentlich in Kontrollbereichen aufhalten, ohne selbst Röntgenstrahlen anzuwenden, dürfen pro Jahr höchstens 5 mSv erhalten.

Die höchstzulässige 3-Monats-Ganzkörperdosis für beruflich strahlenexponierte Personen der Kategorie A wurde auf 25 mSv reduziert.

Werden die in einem bestimmten Zeitraum zugelassenen Dosen überschritten, so müssen die Belastungen in der Folgezeit so reduziert werden, daß die Überschreitungen wieder ausgeglichen werden.

Um sicherzustellen, daß die höchstzulässigen Werte nicht überschritten werden, sind bei allen Personen, die sich in einem Kontrollbereich aufhalten, ohne daß sie selbst untersucht werden, die Körperdosen zu ermitteln. Die Dosismessung erfolgt in der Regel mit Filmdosimetern, die an der Vorderseite des Rumpfes unter der Schutzkleidung getragen werden.

Vom Strahlenschutzverantwortlichen und von der Aufsichtsbehörde kann festgelegt werden, daß weitere Dosismessungen ggf. mit anderen Methoden und in besonders gefährdeten Körperregionen vorgenommen werden.

Die zu überwachende Person kann verlangen, daß ihr ein Dosimeter (Füllhalterdosimeter) zur Verfügung gestellt wird, mit dem die empfangene Personendosis jederzeit festgestellt werden kann.

Die Ergebnisse der Dosisüberwachung sind aufzuzeichnen. Sie müssen 30 Jahre lang aufbewahrt und ggf. der aufsichtführenden Behörde vorgelegt werden.

Beruflich strahlenexponierte Personen der Kategorie A dürfen nur beschäftigt werden, wenn vorher von einem ermächtigten Arzt keine gesundheitlichen Bedenken erhoben wurden.

4 Bestimmungen aus Röntgenverordnung und Richtlinien

Die Anwendung von Röntgenstrahlen im medizinischen Bereich wird für die Bundesrepublik Deutschland durch die Röntgenverordnung vom 8.1.1987 und die Richtlinien des Länderausschusses zu ihrer Durchführung geregelt.

Die Nationalen Vorschriften basieren auf Normen und Empfehlungen internationaler Organisationen wie der Internationalen Kommission für den Strahlenschutz (ICRP), der Organisation für wirtschaftliche Zusammenarbeit (OECD) und insbesondere der Europäischen Atomgemeinschaft (EURATOM). Sie sollen ständig dem neuesten Stand von Forschung und Wissenschaft angepaßt werden.

4.1 Pflichten des Betreibers

Inbetriebnahme der Röntgeneinrichtung

Der Zahnarzt, der eine Röntgeneinrichtung, deren Strahler der Bauart nach zugelassen ist, betreiben will, muß die beabsichtigte Inbetriebnahme spätestens 2 Wochen zuvor der zuständigen Behörde (Gewerbeaufsichtsamt) anzeigen.

Dieser Anzeige sind beizufügen:
- Die Bescheinigung/der Prüfbericht eines von der Behörde bestimmten Sachverständigen, in der
  - die Röntgeneinrichtung und der vorgesehene Betrieb beschrieben sind,
  - die Bauartzulassung festgestellt ist,
  - nachgewiesen wird, daß beim Betrieb die Einrichtungen vorhanden und die Maßnahmen zur Einhaltung der Schutzvorschriften getroffen sind.
- Der Nachweis, daß der Betreiber – der Zahnarzt – die für den Strahlenschutz erforderliche Fachkunde besitzt.

4.2 Strahlenschutz des Personals

In unmittelbarer Nähe des Röntgenstrahlers können Zahnarzt und Mitarbeiter einer nicht unerheblichen Strahlenbelastung ausgesetzt sein. Mit zunehmender Entfernung vom Entstehungsort der Strahlung nehmen die Strahlenwirkungen jedoch sehr schnell ab. Durch **Abstand von der Röhre** kann auf einfachste Weise ein optimaler Strahlenschutz erreicht werden. Im einzelnen sind folgende Regeln zu beachten:

4.2.1 Aufenthalt im Kontroll- und Überwachungsbereich

Die Strahlenschutznorm DIN 6811 schreibt vor, daß sich die Person, die den Auslöseschalter bedient, außerhalb des Nutzstrahlenkegels und zum Schutz vor Streustrahlung mindestens 1,5 m von der Röhre und dem durchstrahlten Körper außerhalb des Kontrollbereichs aufhalten muß. Sinngemäß ist diese Vorschrift auch auf das gesamte übrige Personal anzuwenden.

Der **Kontrollbereich** in der Umgebung eines zahnärztlichen Röntgenapparates ist bei durchschnittlichen Betriebsbedingungen tatsächlich kleiner als 1,5 m. Wird der vorgeschriebene Abstand von 1,5 m (außerhalb des Primärstrahlbündels) eingehalten, so ist gewährleistet, daß sich die auslösende Person mit Sicherheit außerhalb des Kontrollbereichs aufhält. Da wir bemüht sein müssen, die Strahlenbelastung möglichst gering zu halten, empfehlen wir, den Abstand von der Röhre so groß wie möglich zu wählen; nicht beteiligte Personen sollten den Raum, in dem geröntgt wird, verlassen.

Werden die Röntgenaufnahmen in einer besonders hierfür eingerichteten **Strahlenschutzkabine** vorgenommen, so befinden sich bei geschlossener Tür alle Personen außerhalb dieses Raumes auch außerhalb eines Kontroll- oder Überwachungsbereiches.

4.2.2
Schutz vor Primärstrahlen

Wird der Film im Mund des Patienten vom Arzt oder der Helferin festgehalten, so liegen Teile der filmhaltenden Hand zwangsläufig im Nutzstrahlbündel, so daß hier an der Hautoberfläche bei einer Aufnahme eine Strahlenbelastung von bis zu 15 mSv (1,5 rem) auftritt. Werden durchschnittlich 6–8 Aufnahmen pro Tag auf diese Art hergestellt, so ergibt sich bereits nach 3–4 Jahren eine Dosis von ca. 50 Sv (5000 rem). Eine solche Dosis reicht aus, um einen bösartigen Tumor zu erzeugen.

> Nach Möglichkeit nicht in das Primärstrahlbündel greifen, den Film im Mund des Patienten nicht selbst festhalten.

4.2.3
Zusätzliche Schutzmaßnahmen

Nur wenn es die räumlichen Verhältnisse nicht erlauben, beim Auslösen den vorgeschriebenen Mindestabstand von 1,5 m einzuhalten, so sind die besonderen, für strahlexponierte Personen vorgeschriebenen Schutzmaßnahmen auch in der zahnärztlichen Praxis anzuwenden. Im Raum anwesende Personen haben sich dann hinter einer ausreichend bemessenen **Schutzwand** aufzuhalten oder eine **Bleischürze** mit mindestens 0,4 mm Bleigleichwert zu tragen. Außerdem sind in diesen Fällen entsprechende Dosismessungen – am besten mit Filmdosimetern – vorzunehmen. Die Filmplakette ist dabei am Körper unter der Bleischürze zu tragen.

4.2.4
Strahlenschutzüberwachung mit Filmdosimetern

Für die Strahlenschutzüberwachung beruflich strahlexponierter Personen haben Filmdosimeter eine besondere Bedeutung. Auf den Filmplaketten wird die Strahlenbelastung des Trägers fortlaufend registriert. Die Filme werden an autorisierte Meßstellen (Tab. 4-1) eingesandt und dort im Abstand von 4 Wochen ausgewertet. Das Ergebnis der Auswertung wird dem jeweiligen Strahlenschutzbeauftragten mitgeteilt; sie müssen 30 Jahre lang aufbewahrt werden.

Mit den Filmdosimetern (Abb. 4-1) kann zugleich mit der Dosismessung eine Bestimmung der Strahlenqualität erfolgen. Die Filmplakette ist in 5 Felder aufgeteilt. 4 dieser Felder sind mit Metallfiltern abgedeckt, 1 Feld ist ohne Abdeckung. Dieses nicht abgedeckte Feld kann nur von energiearmer Streustrahlung geschwärzt werden. Zunehmende Strahlungsenergie (kürzere Wellenlängen) führt auch zur Schwärzung der hinter den Filtern liegenden Felder. Aus den unterschiedlichen Schwärzungsgraden können Rückschlüsse auf die Strahlqualität und die Dosis gezogen werden.

Tabelle 4-1: Filmdosimeter-Auswertstellen in der Bundesrepublik Deutschland

Zuständigkeitsbereich	Anschrift
Baden-Württemberg	Landesanstalt für Umweltschutz Griesbachstraße 3 76185 Karlsruhe Telefon (07 21) 98 30
Bayern, Hessen Schleswig-Holstein	Auswertungsstelle der Gesellschaft für Strahlen- und Umweltforschung mbH Ingolstädter Landstraße 1 85764 Neuherberg Post Oberschleißheim Telefon (0 89) 3 18 70
Berlin (West)	Personen-Dosismeßstelle Waldorf-Allee 117 14050 Berlin Telefon (0 30) 50 01 30
Nordrhein-Westfalen Bremen, Rheinland-Pfalz, Saarland	Staatl. Materialprüfungsamt von NRW Marsbruchstraße 186 44287 Dortmund-Aplerbeck Telefon (02 31) 45 02-1
Hamburg, Niedersachsen	Freie Hansestadt Hamburg Gesundheitsbehörde Meßstelle für Strahlenschutz Max-Brauer-Allee 134 22765 Hamburg Telefon (0 40) 3 80 70

4.2.5
Strahlenschutzüberwachung mit Füllhalterdosimetern

Füllhalterdosimeter sind Dosimeter zur Bestimmung der Personendosis, die zu jedem beliebigen Zeitpunkt abzulesen sind. Der Aufbau eines Füllhalterdosimeters ist in Abbildung 4-2 schematisch wiedergegeben. Die durch ionisierende Strahlung hervorgerufene Entladung einer Ionisationskammer wird durch einen Quarzfaden, der von der Wand der Ionisationskammer unterschiedlich angezogen wird, angezeigt. Der Meßbereich von Füllhalterdosimetern liegt zwischen 0 und 2 mSv.

Der Zahnarzt und seine Mitarbeiter sind nicht verpflichtet, Personendosismessungen durchzuführen, wenn der vorgeschriebene Abstand 1,5 m von der Röhre eingehalten wird.

4.2.6
Zutritt zum Kontrollbereich

Nach § 22 der Röntgenverordnung darf der Strahlenschutzbeauftragte den Praxisangehörigen den Zutritt zum Kontrollbereich nur erlauben, wenn sie zur Durchführung oder Aufrechterhaltung der darin vorgesehenen Betriebsvorgänge tätig werden müssen. Schwangeren und Personen unter 18 Jahren darf der Zutritt zum Kontrollbereich nur erlaubt werden, wenn sie selbst untersucht werden müssen.

Von der zuständigen Behörde kann außerdem gestattet werden, daß sich Personen – ausgenommen Schwangere – zwischen 16 und 18 Jahren unter Aufsicht und Anleitung eines Fachkundigen im Kontrollbereich zum Zwecke der Ausbildung aufhalten. Hierzu ist festzuhalten:

> Es gibt keine Veranlassung, daß sich Zahnarzthelferinnen oder auszubildende Zahnarzthelferinnen in einem Kontrollbereich aufhalten.

Abbildung 4-1: Filmplakettendosimeter zur Überwachung beruflich strahlenexponierter Personen. Anordnung der Metallfilter: 1 ohne Abdeckung; 2, 3, 4 unterschiedlich dicke Kupferfilter; 5 Bleiabdeckung 0,8 mm stark

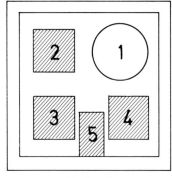
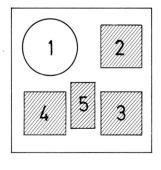

Vorderseite Rückseite

4.2.7 Spezielle Regelungen beim Röntgen, Haltemaßnahmen an Patienten

Ist die vorgesehene Röntgenuntersuchung im Ausnahmefall nur durchführbar, wenn der Film von einer zweiten Person festgehalten wird, so gilt:

> Das Halten von Kindern, Behinderten und Gebrechlichen ist grundsätzlich von beruflich strahlenexponierten Mitarbeitern durchzuführen.

In Ausnahmefällen können Haltemaßnahmen von Angehörigen oder vom Pflegepersonal durchgeführt werden, wenn sie
- nicht direkt dem Nutzstrahlenbündel ausgesetzt sind,
- Strahlenschutzkleidung tragen,
- nicht schwanger,
- belehrt und
- mindestens 18 Jahre alt sind.

In diesen Fällen muß die Personendosis mit Hilfe eines Stabdosimeters im Einzelfall ermittelt und protokolliert werden.

4.2.8 Belehrungspflicht

Nach § 36 RÖV sind alle Personen, die Röntgenstrahlen anwenden, zuvor über die Arbeitsmethoden, die möglichen Gefahren, die anzuwendenden Schutzmaßnahmen und den für ihre Tätigkeit wesentlichen Inhalt der Verordnung und erteilte Genehmigungen zu belehren. Diese Belehrung ist in halbjährlichen Abständen vom Strahlenschutzbeauftragten zu wiederholen. Über den Inhalt und den Zeitpunkt der Belehrung sind Aufzeichnungen zu führen, die von der belehrten Person zu unterzeichnen sind. Diese Aufzeichnungen müssen fünf Jahre aufbewahrt und der zuständigen Behörde auf Verlangen vorgelegt werden.

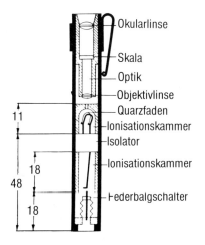

Abbildung 4-2: Füllhalterdosimeter zur fortlaufenden Bestimmung der Strahlenbelastung. Das Gerät registriert kontinuierlich und ist daher jederzeit ablesbar.

4.2.9 Strahlenstörfälle

Ein Störfall liegt vor, wenn eine technische Störung in der Röntgeneinrichtung auftritt, die zu einer erhöhten Strahlenbelastung der Beschäftigten oder Patienten führen könnte, ohne daß dies tatsächlich der Fall ist.

Strahlenstörfälle, bei denen die Röntgenröhre Strahlung abgibt, ohne daß dies aus der Schalterstellung oder der Kontrolleinrichtung erkennbar wäre, sind bei Dentalgeräten nahezu ausgeschlossen; insbesondere wenn die Vorschrift beachtet wird, daß die Röntgenröhre nur für die Aufnahme „betriebsbereit" gemacht, dann jedoch wieder abgeschaltet wird.

4.2.10 Strahlenunfälle

Ein Strahlenunfall liegt vor, wenn es beim Betrieb der Röntgenanlage tatsächlich zu unbeabsichtigten, nicht kontrollierten Strahlenbelastungen der Anwesenden kommt. Besteht der Verdacht, daß eine Person eine größere Einzeldosis als die für strahlenexponierte Personen zugelassene Höchstdosis erhalten hat, so muß dieser Sachverhalt der zuständigen Behörde unverzüglich angezeigt und der Betroffene einem ermächtigten Arzt vorgestellt werden.

Ein Strahlenunfall ist im Bereich der zahnärztlichen Praxis weitestgehend auszuschließen. Träfe das Nutzstrahlenbündel die Körpermitte eines Anwesenden aus einer Entfernung von 1 m vom Fokus, so läge die dabei absorbierte Dosis bei ca. 0,5 mSv/Aufnahme.

4.3 Strahlenschutz des Patienten

4.3.1 Anwendungsgrundsätze

Röntgenstrahlen dürfen auf den Menschen nur in Ausübung der Heilkunde oder Zahnheilkunde angewendet werden, wenn dies aus ärztlicher Indikation geboten ist. Die durch eine Röntgenuntersuchung bedingte Strahlenexposition muß so weit eingeschränkt werden, wie dies mit den Erfordernissen der medizinischen Wissenschaft zu vereinbaren ist. Körperbereiche, die bei der vorgesehenen Anwendung nicht von der Nutzstrahlung getroffen werden müssen, sind vor einer Strahlenexposition so weit wie möglich zu schützen. Bei bestehender Schwangerschaft sind alle Möglichkeiten einer Herabsetzung der Strahlenexposition der Leibesfrucht auszuschöpfen.

Für Personen, auf die in Ausübung der Heilkunde oder Zahnheilkunde Röntgenstrahlen angewendet werden, sind vom Verordnungsgeber keine Dosisgrenzwerte vorgeschrieben worden.

4.3.2 Vorschriften über Schutzmaßnahmen bei der Anwendung von Röntgenstrahlen

Der Arzt (Zahnarzt) hat nach Abwägung aller möglichen Risiken weiterhin die alleinige Entscheidung und Verantwortung über die Anwendung von Röntgenstrahlen.

Die allgemeine Vorschrift, Körperbereiche, die nicht von der Nutzstrahlung getroffen werden müssen, so weit wie mög-

lich zu schützen, kann erreicht werden, wenn
- alle Zahn- und Kieferaufnahmen so eingestellt werden, daß das Nutzstrahlenbündel den Körper und insbesondere die Keimdrüsenregion nicht trifft,
- bei jeder Röntgenuntersuchung im Bereich des Kopfes, d.h. bei allen Zahn- und Kieferaufnahmen, dem Untersuchten ein Schutz von mindestens 0,5 mm Bleigleichwert angelegt wird,
- bei bestehender Schwangerschaft die ärztliche Indikation für die Röntgenuntersuchung besonders streng gestellt und ggf. der Körperstamm durch einen doppelten Bleischutz abgedeckt wird.

4.3.3
Verminderung der Dosis

Die Strahlenbelastung des Patienten steigt proportional zur Belichtungszeit. Eine kurze Belichtungszeit vermindert auch die Bewegungsunschärfe. Es ist daher sinnvoll, Mundfilme nur mit hoch- oder höchstempfindlichen Filmen herzustellen. Für extraorale Aufnahmen sollten nur Folienfilme mit entsprechenden Verstärkerfolien verwendet werden. Von großer Bedeutung ist in diesem Zusammenhang auch die Qualität der Entwicklerlösung.

Entsprechend dem Abstandsquadratgesetz steigt die Strahlenbelastung mit der Annäherung des Röhrenfokus an das Gewebe an. Durch Verwendung eines langen Tubus kann die Belastung der Hautoberfläche um etwa 40% vermindert werden.

4.3.4
Befragungs- und Aufzeichnungspflicht

Der Zahnarzt ist verpflichtet, bevor er mit einer Röntgenuntersuchung beginnt,
- alle Patienten über eine evtl. früher bei ihnen vorgenommene Strahlenanwendung im Gesichts-und Kieferbereich,
- Frauen im gebärfähigen Alter nach einer evtl. bestehenden Schwangerschaft zu befragen.
- Die Ergebnisse der Befragung sind aufzuzeichnen. Dabei soll nach dem **Röntgennachweisheft** gefragt werden.

Über jede Anwendung von Röntgenstrahlen sind **Aufzeichnungen** anzufertigen. Eine Ablichtung oder Abschrift dieser Aufzeichnung ist der untersuchten Person auf deren Wunsch auszuhändigen. Wenn ein Röntgennachweisheft vorgelegt wird, so sind die dort vorgesehenen Eintragungen vorzunehmen. Aus den Aufzeichnungen, die 10 Jahre lang aufbewahrt werden müssen, muß hervorgehen:
- der Zeitpunkt der Untersuchung,
- die Art der Untersuchung,
- die untersuchte Körperregion,
- die Zahl der Aufnahmen,
- die Schaltdaten.

Das bedeutet, daß es bei Geräten mit feststehenden Aufnahmebedingungen genügt, wenn Gerätetyp und Einschaltzeit angegeben werden. Bei allen Röntgeneinrichtungen, bei denen Hochspannung und Röhrenstrom wählbar sind, sind auch diese Werte festzuhalten.

4.3.5
Aufbewahrungspflichten

Die Röntgenaufnahmen selbst sind 10 Jahre nach der Aufnahme, die für die Ermittlung der Strahlenexposition erforderlichen Aufzeichnungen (Belichtungsdaten) sind ebenfalls 10 Jahre nach der letzten Röntgenuntersuchung aufzubewahren.

4.3.6
Sonstige Pflichten, die dem Strahlenschutz des Patienten dienen

Der Zahnarzt, der eine Person mit Röntgenstrahlen untersucht hat, muß einem Arzt oder Zahnarzt Auskünfte über die von ihm geführten Aufzeichnungen geben und diese einschließlich der Röntgenaufnahmen auf seine Anforderung vorübergehend überlassen. Wenn zu erwarten ist, daß voraussichtlich Doppeluntersuchungen vermeidbar sind, soll dem Patienten die Röntgenaufnahme an den später untersuchenden oder behandelnden Arzt ausgehändigt werden.

Wer eine Röntgeneinrichtung betreibt, ist verpflichtet,
- daß ein Strahlenschutzbeauftragter bestellt wird;
- dafür zu sorgen, daß die beim Betrieb der Röntgeneinrichtung beschäftigten Personen in die sachgerechte Handhabung eingewiesen werden;
- einen Abdruck des Zulassungsscheines und der Betriebsanleitung aufzubewahren, die Gebrauchsanweisungen und die letzte Sachverständigen-Bescheinigung bei der Röntgeneinrichtung bereitzuhalten;
- einen Abdruck der Röntgenverordnung zur Einsicht auszulegen;
- die Röntgeneinrichtung nur in den Räumen einzusetzen, die in der Genehmigung bzw. im Sachverständigengutachten dafür genannt sind;
- die Röntgeneinrichtung in Zeitabständen von längstens 5 Jahren durch einen von der zuständigen Behörde bestimmten Sachverständigen überprüfen zu lassen.

5 Zahnmedizinische Apparatekunde/ Röntgeneinrichtung

5.1 Röntgenaufnahmeverfahren in der zahnärztlichen Praxis

In der zahnärztlichen Praxis sind heute verschiedene Röntgenaufnahmeverfahren gebräuchlich. Wir unterscheiden nach der Lage des Röntgenfilmes bzw. nach der Position der Röhre:
- Intraorale Aufnahmetechniken
  Film in der Mundhöhle, Röhre außerhalb (Abb. 5-1, 5-2).
- Extraorale Aufnahmetechniken
  Film außerhalb der Mundhöhle (Abb. 5-5, 5-9, 5-10, 5-11).
  – Teilschädelaufnahmen, Darstellung größerer Kieferabschnitte sowie der Kiefergelenke
  – Panoramaschichtaufnahmen, sog. Panoramaübersichtsaufnahmen zur gleichzeitigen Darstellung des Ober- und Unterkiefers (Abb. 5-5)
  – Panoramadarstellungen des Ober- und Unterkiefers mit intraoraler Röhrenführung, sog. Panoramavergrößerungsaufnahmen (Abb. 5-9, 5-10).
  – Frontale und sagittale Schädelübersichtsaufnahmen, insbesondere Fernröntgenbilder (Abb. 5-10).

Für die intraorale Aufnahmetechnik sowie für die extraorale Darstellung größerer Kieferabschnitte oder der Kiefergelenke werden vorwiegend dentale Kleingeräte benutzt (Abb. 5-2).

5.1.1 Dentale Kleinapparate für intraorale Aufnahmen und Teilschädelaufnahmen

Zum Röntgenapparat gehören definitionsgemäß die Röntgenröhre, die Hochspannungserzeuger (Transformatoren), das Röhrenschutzgehäuse und die Bedienungselemente.

Die Röntgenröhre wird mit Wechselstrom betrieben. Die notwendige Beschleunigungsspannung erhält man durch Umformung aus dem Haushaltsnetz. Die Röhre liefert nur dann Röntgenstrahlung, wenn die an der Kathode austretenden Elektronen in Richtung Anode beschleunigt werden. Dies ist nur während der halben Stromphase der Fall, nämlich dann, wenn die Anode tatsächlich positiv geladen ist, d. h., nur während der halben Einschaltzeit wird Röntgenstrahlung abgegeben.

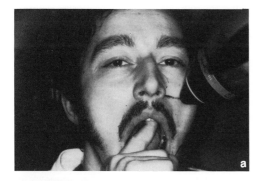
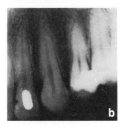

Abbildung 5-1: Intraorale Aufnahmetechnik. Mundfilmaufnahme (Winkelhalbierungstechnik) der Zähne 23, 24, 25:
a) Einstellung
b) Ergebnis

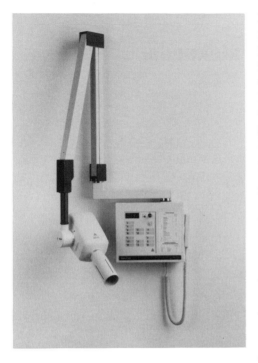

Abbildung 5-2: Dental-Röntgenapparat, Wandarmmodell, hier: Müller Oralix 65 kV; 7,5 mA. Röntgenröhre und Hochspannungstransformator sind in einem Gehäuse untergebracht: Einkesselgerät in Halbwellenschaltung.

Bei den zahnärztlichen Kleinapparaten (Zahnkugeln) sind die Hochspannungstransformatoren und die Röntgenröhre zusammen in einem gemeinsamen Schutzgehäuse untergebracht. Dentale Kleinapparate sind daher **Einkesselgeräte in Halbwellenschaltung** (Abb. 5-2).

Bei den meisten dieser Geräte sind Hochspannung und Heizstromstärke in einem Bereich von 50–90 kV und 7–15 mA fest eingestellt und nicht veränderlich. Die Betriebsbedingungen sind aus dem Typenschild am Gerät und aus den Begleitpapieren ersichtlich. Eine unterschiedliche Belichtung kann nur über die Belichtungszeit erreicht werden. Da die Schwärzung der Filme in hohem Maße von der Strahlenqualität beeinflußt wird, rufen Schwankungen in der Netzausgangsspannung erhebliche Qualitätsunterschiede hervor. Ein Spannungsabfall von 220 V auf 190 V erfordert zum Schwärzungsausgleich die fünffache Belichtungszeit. Aus diesem Grunde ist es vorteilhaft, anstelle eines Handzeitschalters einen elektronischen Objektwahlschalter (Abb. 5-3) zum Ausgleich der Belichtungszeit zu verwenden. Die z. Zt. bekanntesten Objektwahlschalter sind Oralix 65 der Firma Müller (Philips), Dentotime der Firma Siemens und Sensomatic der Firma Ritter.

Soll auch die Strahlenqualität erhalten werden, so benötigt man zum Ausgleich der Netzschwankungen zusätzlich einen Regeltransformator.

Zahärztliche Kleinapparate werden mit Wandarm, am Deckenstativ, mit Stativ am Behandlungsplatz oder am fahrbaren Stativ angeboten.

Für die Eingrenzung des Strahlenbündels werden beim Röntgen normalerweise Tuben in verschiedenen Formen verwendet. Der **Tubus** am zahnärztlichen Gerät besteht in der Regel aus Kunststoff, der Röntgenstrahlung kaum absorbiert. Eine Ausnahme bildet der mit Blei ausgekleidete Rechtecktubus aus Metall (Reducer), der die Hautoberfläche, die von der Primärstrahlung getroffen wird, um $1/3$ verringert.

Der Tubus am zahnärztlichen Gerät hat in erster Linie die Aufgabe, die Einstellung des Zentralstrahles zu erleichtern und den vorgeschriebenen Mindestabstand vom Fokus zur Hautoberfläche zu gewährleisten. Der vorgeschriebene Haut-Fokus-Abstand beträgt bei Apparaten bis 50 kV mindestens 10 cm, bei höheren kV-Werten bis 75 kV 18 cm und bei Strahlern über 75 kV 30 cm.

Das bei einer Zahnaufnahme von der Primärstrahlung getroffene Hautfeld darf nicht größer als 6 cm im Durchmesser sein. Die erforderliche Eingrenzung des Nutzstrahlenbündels erfolgt bei zahnärztlichen Apparaten in der Regel durch Bleilochblenden am Strahlenaustrittsfenster oder im Tubus.

5.1 Röntgenaufnahmeverfahren in der zahnärztlichen Praxis

Abbildung 5-3: Elektronischer Objektwahlschalter, hier: Oralix 65 zum Belichtungsausgleich bei Spannungsschwankungen im Netz.

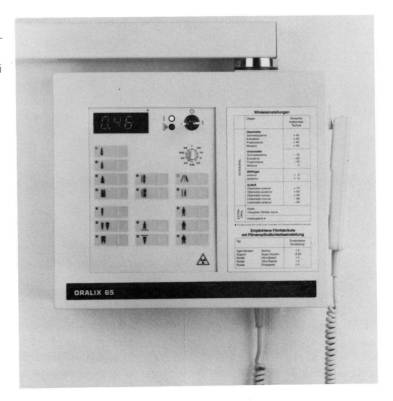

Mit zahnärztlichen Röntgenapparaten können auch bestimmte **Teilschädelaufnahmen**, schräglaterale Aufnahmen des Unterkiefers (isolierte Unterkieferaufnahmen) und ab 70 kV auch Kiefergelenkaufnahmen in schräglateraler Einstellung hergestellt werden. Für Schädelübersichtsaufnahmen sind dentale Kleinapparate zu leistungsschwach und daher ungeeignet.

5.1.2
Röntgenapparate für extraorale Aufnahmen

Panoramaschichtaufnahmegeräte
Schichtaufnahmen erlauben es, bestimmte schattengebende Veränderungen in einer bestimmten Körpertiefe überlagerungsfrei darzustellen. Die Schichtebenen beim Röntgen sind in der Regel parallel zur Körperlängsachse oder senkrecht dazu angeordnet (Abb. 5-4).

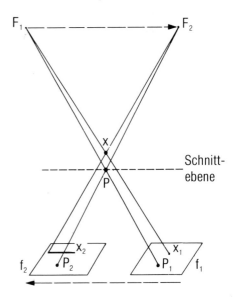

Abbildung 5-4: Prinzip der Schichtaufnahmetechnik. Röhre und Film bewegen sich gegeneinander. Der Punkt P wird während der Bewegung immer an dieselbe Stelle des Filmes projiziert und scharf abgebildet. Punkte außerhalb der Schichtebene werden verwischt.

Technisch erreicht man die scharfe Darstellung einer Körperschicht im Röntgenbild dadurch, daß sich 2 Komponenten des Aufnahmesystems — Film–Patient–Röhre — nach bestimmten Gesetzmäßigkeiten bewegen, während die 3. Komponente ihre Position nicht verändert.

Die Bewegungen von Röhre und Film erfolgen linear, kreisförmig oder elliptisch, in seltenen Fällen spiralförmig, und sind so aufeinander abgestimmt, daß derselbe Punkt einer Schicht immer an dieselbe Stelle des Filmes projiziert und dadurch scharf abgelichtet wird. Schattengebende Strukturen in davor oder dahinter liegenden Ebenen werden während des Bewegungsablaufes ständig an eine andere Stelle des Filmes projiziert und dadurch unscharf bzw. verwischt wiedergegeben. Schichtaufnahmen weisen daher immer eine gewisse Unschärfe auf.

Nicht in der Schicht liegende Objektdetails werden bei größeren Bewegungen, d.h. mit zunehmendem Schichtwinkel, stärker verwischt als bei kleineren Schichtwinkeln. Somit können dünnere, z.B. 2 mm dicke Schichten bei einem Schichtwinkel von 40°, dickere Schichten

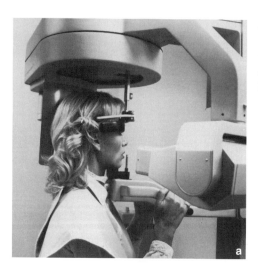

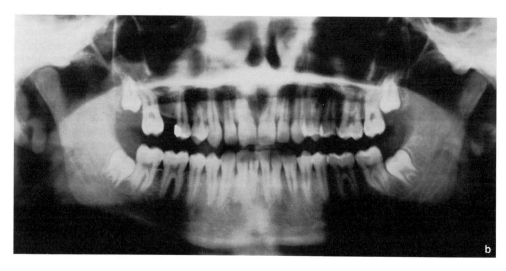

Abbildung 5-5: Panoramaübersichtsaufnahme (Panoramaschichtaufnahme, hier Orthopantomogramm). Gleichzeitige Darstellung des Ober- und Unterkiefers
a) Einstelltechnik
b) Ergebnis: Panoramaübersichtsaufnahme

Abbildung 5-5:
c) Prinzip der Panoramaschichtaufnahme im Kieferbereich. Strahler (S) und Kassette (K) bewegen sich um den Kopf des Patienten, Abschnitt K1–K2 wird über Zentrum A; K2–K5 über Zentrum B; K5–K6 über Zentrum C abgebildet. Moderne Apparate arbeiten mit von A über B nach C gleitendem optischen Brennfleck (rot).

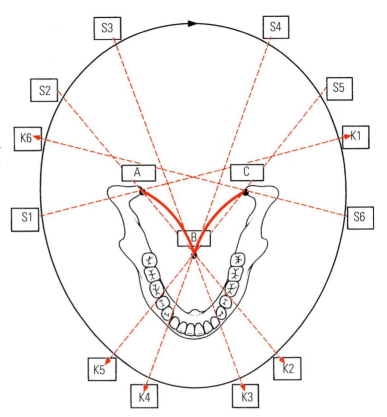

mit Hilfe der Zonographie bei einem Schichtwinkel von nur 4° dargestellt werden.

Zur Darstellung der Zahnreihen bedient man sich in der Zahnheilkunde häufig des Panoramaschichtverfahrens. Gegenüber dem Einzelbildstatus bietet es den Vorteil der Darstellung größerer Bereiche bei geringerem Zeitaufwand und wesentlich reduzierter Strahlenbelastung des Patienten.

In der Regel bewegen sich Film und Röhre auf Kreisbahnen um den Kopf des Patienten. **Das Strahlenbündel wird bereits am Strahler spaltförmig ausgeblendet. Vor der Kassette befindet sich eine ca. 15 cm hohe und 3–4 mm breite Schlitzblende. So fällt immer nur ein fokussiertes schmales Nutzstrahlenbündel auf den Film. Die Streustrahlung aus dem Schädel des Patienten wird abgefangen, der Film wird abschnittweise belichtet.**

Die Filmkassetten sind gebogen oder auch gerade. Bei manchen Geräten führt die Filmkassette zusätzlich eine Rotationsbewegung aus.

In Abb. 5-5 c) ist das Prinzip des klassischen Panoramaschichtverfahrens dargestellt. Der Strahler bewegt sich auf einer Kreisbahn um das Hinterhaupt von der Ausgangsposition S 1 über S 2, S 4 und S 5 zur Endposition S 6. Die gegenüberliegende Filmkassette wird von K 1 entsprechend nach K 2, K 3, K 4, K 5 und K 6 bewegt. Der Bereich K 1 bis K 2 wird über das Rotationszentrum A, der Bereich K 2 nach K 5 und der von K 5 nach K 6 über die Rotationszentren B bzw. C abgebildet.

Modernere Panoramaschichtaufnahmeeinrichtungen werden von Mikroprozessoren gesteuert. Das Bild wird nicht mehr

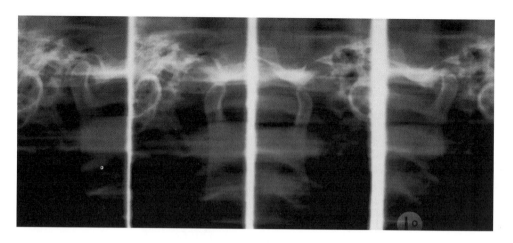

Abbildung 5-6: Panoramaschichtaufnahme Orthophos. Spezialeinstellung zur Darstellung der Kiefergelenke bei geschlossenen (außen) und geöffneten Zahnreihen (innen).

von 3 festen, mechanisch angesteuerten Rotationszentren, sondern von einem längs einer Parabel von A über B nach C gleitenden „optischen Brennfleck" projiziert.

Im Frontzahnbereich werden dabei 6–10 mm, im Kieferwinkel und Gelenkbereich bis zu 30 mm dicke Schichten abgebildet.

Die in der Bundesrepublik Deutschland bekanntesten Schichtaufnahmegeräte für zahnärztliche Zwecke sind:

Orthopantomograph 10 E, Orthoceph, Orthophos – Hersteller Siemens; orth Oralix SD, orth Oralix SD ceph, orth Oralix FX 2,5; orth Oralix FD 5, orth Oralix FD 5 ceph – Hersteller Gendex (früher Müller-Philips).

Daneben noch Cranex DC, Scanora von Soredex Helsinki sowie Panorex der Fa. S. S. White.

Schließlich Orthopantomograph OP 100 der Fa. trophy.

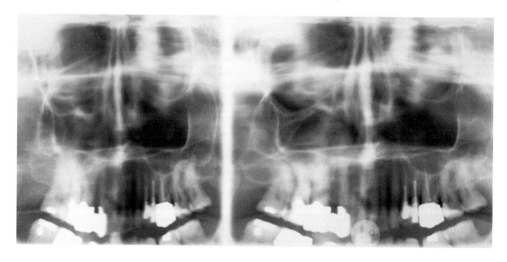

Abbildung 5-7: Panoramaschichtaufnahme Orthophos. Spezialeinstellung zur Darstellung der Kieferhöhlen. - Schicht durch den Prämolarenbereich (links). Schicht durch den 2. Molaren (rechts).

Technische Daten (beispielhaft):
- Orthophos: kV-und mA-Einstellung abgestimmt von 60 kV und 9 mA bis 90 kV und 16 mA in Stufen wählbar. 12 verschiedene Aufnahmeprogramme, Ausschnittsdarstellungen, spezielle Darstellung von Kieferhöhle und Kiefergelenken. Umlaufzeit nach Programm zwischen 6,3 und 16,4 s
- Orth Oralix FD 5: kV-Bereich von 63–81 kV, 6 mA/10 mA wählbar. Verschiedene Programme, ebenfalls für Gelenk- und Kieferhöhlendarstellung oder Ausschnitte.
- Cranex DC: kV-Werte zwischen 63 und 81 in 10 Stufen wählbar. Heizstrom 5–10 mA, Umlaufzeit 11 oder 13 s, Filmkassette gerade, Filmformat 15 x 30 cm.
- Panorex II: kV-Werte stufenlos wählbar von 51 bis 90. Heizstrom 5 mA, Umlaufzeit 20 s, Filmkassette gerade, Filmformat 12,7 x 13,5 cm.

Apparate für Panoramavergrößerungsaufnahmen

Für Panoramaaufnahmen sind schon 1944 Apparate mit intraoraler Röhrenführung konstruiert worden.

Die Röhren dieser Geräte sind nach dem Prinzip der Körperhöhlenröhren (Hohlanoden-, Stielanodenröhren) aufgebaut (Abb. 5-8). Der vordere Teil des Anodenschaftes beherbergt ab der Innenseite der Kappenspitze die eigentliche Reflexionsanode. Von hier geht die Nutzstrahlung aus. Das Anodenschutzrohr ist von einem schwenkbaren, mit Blei ausgekleideten Kunststoffrohr umgeben. Dieser Applikator kann nach Bedarf so eingestellt werden, daß die Strahlung nach oben, nach unten, nach links oder nach rechts austritt. Ein entsprechender Ausschnitt im Bleimantel des Applikators begrenzt das Strahlenaustrittsfenster. Markierungsringe am Applikatorschaft zeigen an, wie tief die Röhre in den Mund eingeführt ist.

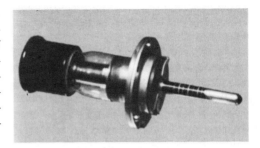

Abbildung 5-8: Körperhöhlen-Stielanodenröhre. Diese Röhre wird für Panoramavergrößerungsaufnahmen in die Mundhöhle eingeführt.

Bei dieser Technik wird die Röntgenröhre in die Mundhöhle eingebracht, sie liegt sehr nahe an den Zähnen; der Abstand von den Zahnreihen zu den Gesichtsweichteilen ist verhältnismäßig groß. Dies führt zu unterschiedlichen Vergrößerungen und Verzerrungen der abgebildeten Zähne, insbesondere der Molaren, und deshalb werden diese Aufnahmen auch als Panoramavergrößerungsaufnahmen bezeichnet.

Bekannte Apparate sind der Status X 2, Hersteller Siemens, und der Stat-Oralix, Hersteller Müller Philips.

Technische Daten:
- Status X 2: Betriebsbedingungen: 55 kV, 1 mA fest eingestellt. Belichtungszeit wählbar 0,1 bis 2,0 s. Röhre und Applikator sind drehbar, um Ober- und Unterkieferaufnahmen oder Aufnahmen nach der Halbseitentechnik auszuführen. Biegsame Kunststoffolienkassette.
- Stat-Oralix: Betriebsbedingungen: 50 kV, 0,8 mA, fest eingestellte Belichtungszeit von 0,05 bis 2 s in mehreren Stufen wählbar. Applikator um die Röhre drehbar. Biegsame Kunststoffolienkassette.

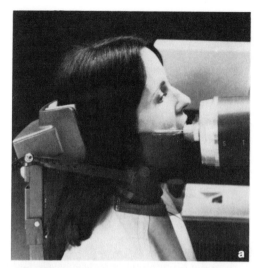

Abbildung 5-9: Panoramavergrößerungsaufnahme. Panoramadarstellung des Ober- bzw. Unterkiefers mit intraoraler Röntgenführung (hier Status-X-Aufnahme).
a) Die Röhre ist im Mund des Patienten in Position gebracht für Unterkiefer.
b) Ergebnis: Panoramavergrößerungsaufnahme, Unterkiefern.

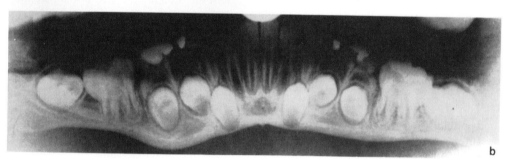

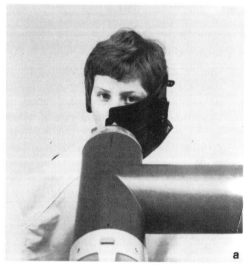

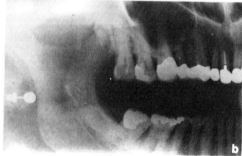

Abbildung 5-10: Panoramahalbseitenaufnahme intraoraler Röhrenführung
a) Die Röhre ist im Mund des Patienten in Position gebracht.
b) Ergebnis: Halbseitenaufnahme Ober- und Unterkiefer links.

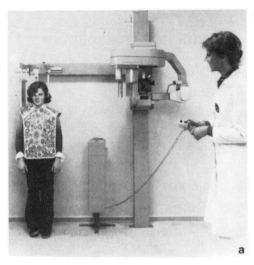
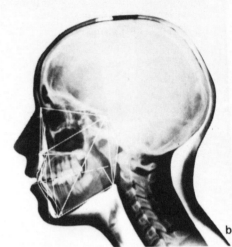

Abbildung 5-11: Seitliche Fernröntgenaufnahme
a) Einstelltechnik
b) Ergebnis: Fernröntgenaufnahme

5.1.3 Röntgenapparate für Schädelübersichtsaufnahmen

Schädelübersichtsaufnahmen in frontaler oder lateraler Projektion werden hauptsächlich für die kieferorthopädische Diagnostik benötigt. In der Praxis haben sich Spezialröntgeneinrichtungen, d. h. Kombinationsgeräte, bewährt, mit denen wahlweise Panoramaübersichts- oder Fernröntgenaufnahmen bei einem Film-Fokus-Abstand von 1,50 m hergestellt werden können.

Durch den Anbau eines Auslegers und einer Kopfhalterung (Kephalometer) wird aus dem Orthopantomographen der Orthocef, aus dem Orth-Oralix der Orth-Oralix-Cef und aus dem Cranex DC der Cranex DC-Cef.

5.2 Dunkelkammer

Die Qualität eines Röntgenbildes ist ganz wesentlich von der weiteren Bearbeitung nach der Belichtung abhängig. Eine zweckmäßig eingerichtete Dunkelkammer ist eine wichtige Voraussetzung für gute Röntgenbilder. Eine gute Dunkelkammer bietet folgende Gegebenheiten:
- absolut lichtundurchlässig,
- neben der speziellen, auf die verwendeten Filme abgestimmten Dunkelkammerbeleuchtung – grünes Licht für blau-, rotes für grünempfindliche Filme – normales elektrisches Licht,
- Arbeitstische im Trocken- und Naßbereich,
- Anschlüsse für fließendes Kalt- und Warmwasser,
- ein Handwaschbecken,
- beheizbare, besser thermostatregulierte Tanks bzw. Standgefäße mit Abdeckungen aus Kunststoff, Stahl oder Steingut für Entwicklung, Zwischenwässerung, Fixation,

- einen Wässerungstank für durchfließendes Wasser für die Endwässerung,
- Kontrolluhr, Thermometer, Rührlöffel
- Meßbecher zum Ansetzen der Lösungen,
- Aufhängvorrichtungen zum Trocknen der Filme,
- Abfalleimer,
- Aufbewahrungsplätze für Filme und Zubehör,
- Auffangvorrichtungen für abfließende Chemikalien.

5.3 Entwicklungsmaschinen

In den letzten Jahren hat sich auch in der zahnärztlichen Praxis die Filmverarbeitung mit Entwicklungsmaschinen mehr und mehr durchgesetzt. Auf dem Markt werden 2 Gerätetypen angeboten:

- Maschinen mit hängendem Filmtransport. Typische Beispiele sind Prokomat/Siemens und Clarimat/Müller (Philips) (Abb. 5-12).
- Maschinen mit rollendem Filmtransport. Bekannte Entwicklungsmaschinen dieses Typs sind der Dürr-Periomat für die Mundfilme oder der Dürr-Dental für Filmformate von 2–30 cm Breite bei ei-

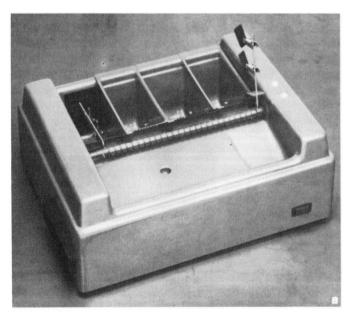

Abbildung 5-12: Röntgenfilmentwicklung
a) Entwicklungsmaschine für hängenden Filmtransport, hier: Halbautomat „Clarimat" der Fa. Müller (Philips).
b) Filmausarbeitung von Hand oder mit Halbautomatik bei hängendem Filmtransport.

5.2 Dunkelkammer

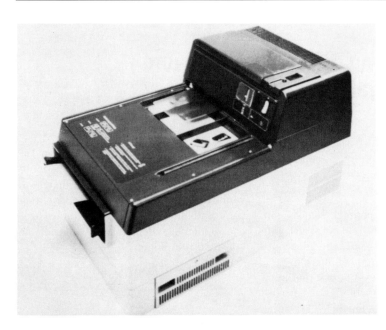

Abbildung 5-13: Röntgenfilmentwicklung. Rollenentwicklungsmaschine, hier: „Dürr Dental" für Filmformate bis 30 cm.

ner Verarbeitungszeit von 6 oder 3 Minuten (Abb. 5-13). Der Rollomat 810 von Müller (Philips) ist für die Verarbeitung von Filmformaten bis 20 cm Breite geeignet, die Filmverarbeitungszeit ist hier zwischen 45 s und 6 Minuten regulierbar.

Bei den Maschinen mit hängendem Filmtransport werden die Filme an Klammern oder Rahmen befestigt und anschließend über eine Transportrolle in die einzelnen Tanks eingetaucht. Alle Tanks sind in einem thermostatgeregelten Wasserbad untergebracht, so daß für die Filmverarbeitung gleichmäßige Bedingungen gut einzuhalten sind.

Die Geräte mit hängendem Filmtransport sind nur wenig störungsanfällig. Sie eignen sich insbesondere, wenn täglich nur wenige Filme auszuarbeiten sind (Abb. 5-12).

Bei den Rollenmaschinen wird der Film, nachdem er in den Einlaßschlitz gesteckt wurde, von den Transportwalzen erfaßt und vollautomatisch durch die einzelnen Bäder transportiert. Rollenmaschinen eignen sich insbesondere dann, wenn größere Filmmengen zur Verarbeitung anfallen. Leider sind Rollenmaschinen relativ störanfällig. Sie erfordern genaueste Ausführung der in den Gebrauchsanleitungen beschriebenen Wartungsarbeiten.

Auch Entwicklungsmaschinen werden zweckmäßigerweise – wenn vorhanden – in einer Dunkelkammer aufgestellt. Ist diese nicht vorhanden, so genügt bei den meisten Geräten auch ein zusätzlich erhältlicher Tageslichtaufsatz.

6
Bilderzeugung, Bildentstehung und Bildwiedergabe

6.1
Röntgenbild

Ein optimales Röntgenbild weist ein Höchstmaß an Schärfe und Kontrast auf. Kontrast und Schärfe sind Bildeigenschaften, die sich gegenseitig beeinflussen.

Als objektiven Kontrast bezeichnet man die Schwärzungsunterschiede in den einzelnen Bildabschnitten, die durch Messung mit Photometern bestimmbar sind. Der objektive Kontrast ist von der Strahlenqualität (Härte), von der Strahlenmenge, vom Einfluß der Streustrahlung, vom Röntgenaufnahmematerial und vom Entwicklungsprozeß abhängig.

Der subjektive Kontrast ist vom Auflösungsvermögen des Auges abhängig. Das Kontrastsehvermögen ist bei den Menschen sehr unterschiedlich ausgeprägt. Das Kontrastsehvermögen kann durch Verwendung von Filmbetrachtungskästen, durch gefärbte Filmschichtträger, durch Einblendungen bzw. durch Verwendung von Filmmasken verbessert werden.

Ein Bild von idealer Schärfe entsteht, wenn ein Punkt des Aufnahmeobjektes wiederum als Punkt abgebildet wird, was in der Praxis nicht möglich ist. Auch hier wird zwischen objektiver und subjektiver Bildschärfe unterschieden. Die objektive Schärfe ergibt sich durch die ausmeßbare Abgrenzung der einzelnen Bildelemente. Die objektive Schärfe ist abhängig von den Aufnahmebedingungen. Sie kann durch die Filmbearbeitung nicht verändert werden.

Unter der subjektiven Schärfe verstehen wir den Übergang von einem dunkleren in einen helleren Bildteil. Ein fließender Übergang bewirkt den Eindruck von Unschärfe, ein abrupter Übergang bedeutet Schärfe. Die subjektive Bildschärfe, wie sie vom Auge aufgenommen wird, ist auch vom Bildkontrast abhängig. Kontrastreiche Bilder erscheinen uns schärfer als kontrastarme Bilder.

6.2
Bilderzeugung

Die lichtempfindliche Emulsionsschicht des Röntgenfilmes besteht aus kleinen Silberbromidkristallen, die in Gelatine eingebettet sind. Trifft Röntgen- oder Lichtstrahlung auf die Kristalle aus Ag^+- und Br^- Ionen, so werden einzelne davon durch Elektronenaustausch in Silber- bzw. in Bromatome umgewandelt. Durch diese Vorgänge entsteht das noch unsichtbare „latente Bild", das durch Entwickeln und Fixieren sicht- und haltbar gemacht wird.

Im **Entwickler** bei einer Temperatur von ca. 20 °C wirken die durch Strahlung erzeugten Silberatome als Katalysatoren für die weitere Aufspaltung des Silberbromids, d. h., die Freisetzung von schwarzem, feinverteiltem metallischem Silber beginnt an den von der Strahlung betroffenen Stellen. Wo viel Strahlung eingewirkt hat, entsteht entsprechend viel, wo wenig Strahlung eingewirkt hat, entsteht entsprechend weniger metallisches Silber.

Wird bei einer Temperatur von über 50 °C entwickelt oder verbleibt der Film zu lange in der Entwicklerlösung, so wird das belichtete und das unbelichtete Silberbromid gleichmäßig aufgespalten; ein Bild ist dann nicht mehr zu erkennen. Der Ent-

6.2 Bilderzeugung

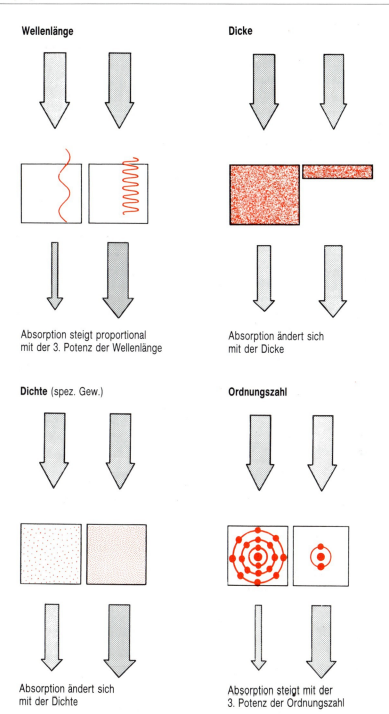

Abbildung 6-1: Absorption von Röntgenstrahlung in Abhängigkeit von Strahlenqualität, Dicke, Dichte, atomarer Zusammensetzung des durchstrahlten Objektes.

wicklungsprozeß muß daher bei einer bestimmten Temperatur durchgeführt werden; er darf nicht zu Ende geführt, sondern er muß an geeigneter Stelle unterbrochen werden.

Nach der Entwicklung enthält die Filmemulsion schwarzes Silber und gelbliches Silberbromid. Durch Abspülen mit Wasser wird die anhaftende Entwicklerlösung entfernt. Im **Fixierbad** wird das nicht belichtete, noch unveränderte Bromsilber herausgelöst, das ausgefallene Silber bleibt in der Gelatineschicht zurück. Betrachtet man den fertigen Film gegen eine helle Lichtquelle, so erscheinen die Bezirke, die viel metallisches Silber enthalten, dunkel. Bezirke, die kein oder nur wenig Silber enthalten, absorbieren nur wenig Licht, sie erscheinen heller. Insgesamt ergibt sich aus den Hell-Dunkel-Unterschieden, d. h. aus den Kontrastunterschieden der einzelnen Abschnitte, für das Auge das Röntgenbild.

6.3 Bildentstehung

Wird ein Körper in den Strahlengang gebracht, so wird ein Teil der Strahlung in diesem Körper absorbiert. Nur der Teil der Strahlung, der den Körper durchdringt, kann auf dem Film ein Bild erzeugen.

Die Fähigkeit der Röntgenstrahlen, einen Körper zu durchdringen, hängt von ihrer Wellenlänge ab. Andererseits wird die Strahlenabsorption von der Dicke, der Dichte und der atomaren Zusammensetzung des durchstrahlten Körpers bestimmt (Abb. 6-1).

Da Weichteile, Knochen und Zahnhartsubstanzen unterschiedlich dick und dicht sind und sich auch in ihrem chemischen Aufbau unterscheiden, wird die Röntgenstrahlung beim Durchgang durch das Gewebe recht unterschiedlich geschwächt. Zähne und Knochen absorbieren mehr Strahlung als die Weichteile, diese wieder mehr als luftgefüllte Hohlräume. Im Knochengewebe des Erwachsenen, das einen hohen Kalziumanteil aufweist, wird mehr Strahlung absorbiert als in den weniger stark kalzifizierten Knochengeweben bei Kindern und Jugendlichen. Schließlich unterscheiden sich auch pathologisch veränderte Gewebsbezirke in ihrem Absorptionsvermögen von gesundem Gewebe.

Durch die unterschiedliche Strahlenabsorption in den einzelnen Gewebeabschnitten ergibt sich hinter dem durchstrahlten Körper in den verschiedenen Bereichen eine entsprechend veränderte Strahlendosis, man spricht vom sog. Strahlenrelief. Die unterschiedlichen Röntgenstrahlenintensitäten in den einzelnen Abschnitten des Strahlenreliefs erzeugen den „Objektkontrast". Das Strahlenrelief, die Objektkontraste, werden auf dem Röntgenfilm aufgefangen und in Schwärzungskontraste umgewandelt.

Werden alle im Strahlengang hintereinander liegenden Strukturen in eine Ebene projiziert, so entsteht ein Summationsschattenbild. Die Schichtaufnahme erlaubt es, schattengebende Veränderungen in unterschiedlicher Tiefe überlagerungsfrei darzustellen.

Optische Dichte – Schwärzungsgrad: Der belichtete und ausgearbeitete Film zeigt entsprechend der aufgefallenen Dosis unterschiedlich geschwärzte Zonen, die von nahezu vollständiger Durchsichtigkeit bis zur völligen Undurchsichtigkeit, also tiefstem Schwarz, reichen.

Die optische Dichte (D) ist durch den dekadischen Logarithmus des Verhältnisses der einstrahlenden (I) zu der vom Film durchgelassenen Intensität (I) charakterisiert. Es gilt

$$D = \log \frac{I_1}{I_2}$$

Läßt der Film $1/10$ der auffallenden Lichtintensität durch, so hat er die Schwärzung 1. Schwärzungsstufe 2 (3) bedeutet, nur $1/100$

6.3 Bildentstehung

($^1/_{1000}$) des auffallenden Lichtes durchdringen den Film. Die Dosiswirkungsbeziehung Dosis/Dichte kann als Schwärzungskurve dargestellt werden; sie charakterisiert die Abbildungseigenschaften des Films.

Optische Dichtekurve/Gradationskurve/-Schwärzungskurve. Die optische Dichtekurve zeigt, wie die am Film wirksame Dosis in optische Dichte umgesetzt wird. Die Schwärzungskurve ergibt sich, wenn der Film mit Hilfe eines Sensitometers stufenweise unterschiedlich (log I xt) belichtet wird und anschließend die mit Densitometern ermittelten optischen Dichtewerte in ein Koordinatensystem eingetragen werden. Die Gradationskurve verläuft S-förmig. Sie besteht aus verschiedenen Abschnitten. Die Kurve beginnt nicht beim Dichtewert 0, sondern bei Werten zwischen 0,15 und 0,25. Dieser kleinste Dichtewert – der Grundschleier – kommt dadurch zustande, daß ein Teil des Silberbromids auch ohne vorhergehende Belichtung entwickelt wird, zusätzlich reduziert die Filmträgerschicht die Lichtintensität. Besondere Bedeutung hat der gerade Mittelteil der Kurve bzw. deren Neigungswinkel, die Gradation. Geringe Belichtungsunterschiede führen in diesem Teil zu den erwünschten deutlichen Kontrastunterschieden. In der Praxis sind entsprechende Belichtungswerte zu wählen.

Der Verlauf der Schwärzungskurve ist nicht nur von den Filmeigenschaften, sondern auch von der Filmverarbeitung abhängig; deshalb verlangt die Röntgenverordnung vom Zahnarzt eine wöchentliche, beim Röntgenfacharzt die tägliche Konstanzprüfung der Filmverarbeitung.

Der Grundschleier des Filmmaterials darf den Dichtewert von 0,25 nicht überschreiten. Eine Erhöhung der Schleierbildung ist zu befürchten bei

- Überschreiten der Lagerungsfrist,
- unsachgemäßer Lagerung,
- zu langer Entwicklungszeit,

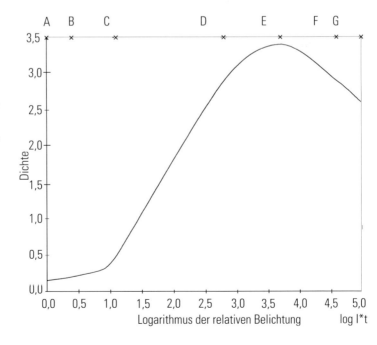

Abbildung 6-2: Optische Dichte/Gradationskurve eines Röntgenfilmes. AB Schleier und Unterlage; BC Fußgradient; CD Mittlerer Gradient; geringer Belichtungsunterschied, großer Kontrast; DE Schulter; EFG Solarisationsteil.

Tabelle 6-1: Optische Dichte, Transparenz, Absorption

Optische Dichte	Transparenz (%)	Absorption (%)
0	100	0
1	10	90
2	1	99
3	0,1	99,9

- zu hohen Temperaturen bei Filmverarbeitung,
- Vorbelichtung durch ionisierende Strahlung.

Das menschliche Auge vermag Schwärzungsbereiche von 0 bis etwa 2,4 zu differenzieren. Die exakte Bestimmung der optischen Dichte erfolgt mit einem Densitometer, wobei die Lichtintensität mit einer Fotozelle bestimmt wird.

Gut verarbeitete Röntgenbilder haben eine mittlere optische Dichte von ca. 1,2.

> Stärker geschwärzte Abschnitte auf dem Röntgennegativfilm bezeichnet man als Aufhellungen (mehr Röntgenlicht), hellere Bezirke als Verschattungen (weniger Röntgenlicht).

6.4 Bildgestaltende, Kontrast und Schärfe beeinflussende Faktoren

Veränderungen des Röhrenheizstromes und der Belichtungszeit: Hierdurch werden die vom Brennfleck ausgehenden Röntgenstrahlendosen verändert. Dies wirkt sich entsprechend auf die Schwärzung des Filmes aus. Eine Erhöhung/Verminderung des mAs-Produktes kann die Schwärzung intensivieren/vermindern.

Änderung des Fokus-Objekt-Abstandes: Entsprechend dem Abstandsquadratgesetz bewirkt eine Annäherung der Strahlenquelle an das Objekt eine Erhöhung der Strahlendosis, die Vergrößerung des Abstandes führt zu einer Dosisverminderung. Durch Verändern des Fokus-Film-Abstandes kann die Filmschwärzung ebenfalls verändert werden. Dies ist bei Anwendung verschieden langer Tuben zu beachten.

Änderung der Beschleunigungsspannung: Eine Veränderung der Erzeugerspannung bewirkt eine Veränderung der Strahlenqualität. Je stärker das Durchdringungsvermögen der Strahlen ist, desto geringer sind die Absorptionsunterschiede in den durchstrahlten Gewebeabschnitten und damit die Bildkontraste.

> Steigende Spannung vermindert den Bildkontrast, verminderte Spannung erhöht den Bildkontrast.

Änderung der Beziehung Fokus-Objekt-Film-Abstand: Je kleiner der Abstand zwischen dem aufzunehmenden Objekt und dem Film ist, um so schärfer und weniger vergrößert ist die Abbildung.

Beachtung der Projektionsgesetze: Wenn Objektachse und Filmauffangebene einen Winkel zueinander bilden, so ergeben sich bei jeder Projektion gewisse Verzerrungen. Die geringsten Verzerrungen erhält man, wenn man einen möglichst geringen Film-Fokus-Abstand wählt, den Film dem aufzunehmenden Objekt möglichst annähert, den Film parallel zur Aufnahmeebene plaziert und den Zentralstrahl möglichst senkrecht auf Film- und Objektebene richtet.

Streustrahlung: Streustrahlung, die auf den Röntgenfilm trifft, wirkt immer kontrastmindernd. Man hat daher versucht, die Streustrahlung möglichst zu reduzie-

Tabelle 6-2: Zweckmäßige Belichtungszeit bei intraoralen Aufnahmen unter verschiedenen Bedingungen und Haut-Fokus-Abständen

kV	mA	Haut–Fokus (cm)	Belichtungszeit (s) für Filmempfindlichkeit				
			Normal	Mittel	Höchst (High Speed)		
					Frontzahn	Prämolaren	Molaren
50	7	10	3,0	1,5	0,5	0,6	0,8
		20	–	–	1,6	1,8	2,5
55	10	10 nicht zulässig					
		20	1,8	1,0	0,3	0,3	0,4
60	10	10 nicht zulässig					
		20	1,6	0,8	0,3	0,4	0,5
70	7	10 nicht zulässig					
		20	1,2	0,6	0,24	0,32	0,4
90	15	10 nicht zulässig					
		30	0,4	0,3	0,1	0,1	0,1

ren, indem man das Primärstrahlenbündel und damit das streustrahlenaussendende Körpervolumen möglichst eng begrenzt. Dies wird bei den Panoramaschichtaufnahmen beispielsweise durch die umlaufende Schlitzblende erreicht. Bei intraoralen Filmen soll die Rückstreuung auf den Film durch die eingelegte Metallfolie verhindert werden.

Schärfe bzw. Unschärfe des Röntgenbildes: Beide Größen werden von verschiedenen Faktoren beeinflußt. Eine wichtige Rolle spielt daher die Ausdehnung des Röhrenbrennfleckes, die wir aber bei unseren Geräten nicht verändern können.

Geometrische Unschärfe: Die Brennpunktfläche ist nicht punkt-, sondern flächenförmig. Jedes Objekt im Strahlengang erzeugt dabei einen Kern- und Halbschatten; hieraus resultiert die geometrische Unschärfe. Von größerer praktischer Bedeutung ist die Bewegungsunschärfe.

Bewegungsunschärfe: Sie kommt dadurch zustande, daß sich der Patient, die Röhre oder auch der Film, möglicherweise auch mehrere Komponenten während der Filmbelichtung bewegen. Die Bewegungsunschärfe kann insbesondere durch kurze Belichtungszeiten, durch Feststellen des Gerätes und durch sichere Patientenlagerung weitgehend verhindert werden.

Folienunschärfe: Eine gewisse Unschärfe muß man auch bei der Anwendung von Verstärkerfolien in Kassetten bei extraoralen Röntgenaufnahmen in Kauf nehmen. Dies ist darauf zurückzuführen, daß die Kristalle des Leuchtstoffes in den Verstärkerfolien größer sind als die Bromsilberkörnchen des Röntgenfilmes. Durch Streuung des von einem Punkt der aufleuchtenden Folie ausgehenden sichtbaren Lichtes wird dieser Punkt mehrfach, d. h. unscharf abgebildet.

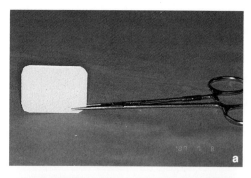
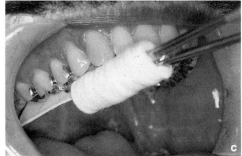
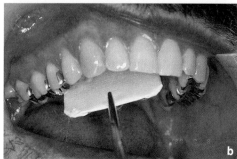
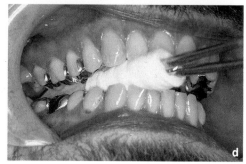

Abbildung 6-3: Einbringen des Films in die Mundhöhle
a) Arterienklemme als Filmhalter
b) Arterienklemme mit Film zur Aufnahme von Zahn 13 in die Mundhöhle eingebracht
c) Arterienklemme mit Film zur Aufnahme oberer Molaren in der Mundhöhle

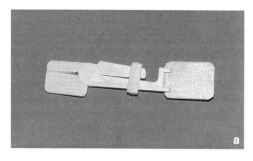
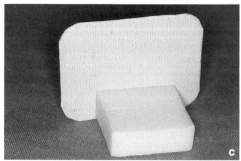
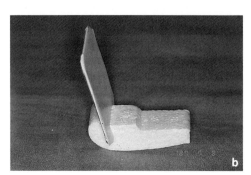

Abbildung 6-4: Verschiedene Universalbißhalter
a) Snap A
b) Bißhalter aus Styropor
c) Holding flap

6.4 Bildgestaltende, Kontrast und Schärfe beeinflussende Faktoren

Materialunschärfe: Die Korngröße der Silberbromidkörner trägt ebenfalls zur Schärfe bzw. Unschärfe der Darstellung bei. Die Qualität der intraoralen Aufnahmen wird ganz wesentlich von der Position des Filmes in der Mundhöhle beeinflußt.

Filmhalter: Um das Einbringen und Festhalten des Filmes zu erleichtern, wurden zahlreiche Filmhalter entwickelt. Das einfachste derartige Hilfsmittel ist die Lasche bei Bißflügelfilmen, die wir mit Tesafilmband leicht selbst herstellen können.

Auch eine glatte Arterienklemme läßt sich als Filmhalter vielseitig, auch bei eingeschränkter Mundöffnungsfähigkeit, verwenden (Abb. 6-3). Mit Hilfe einer Watterolle, die über das Schloß der Klemme geschoben wird, kann dieser Halter durch Schließen der Zahnreihen ähnlich gut fi-

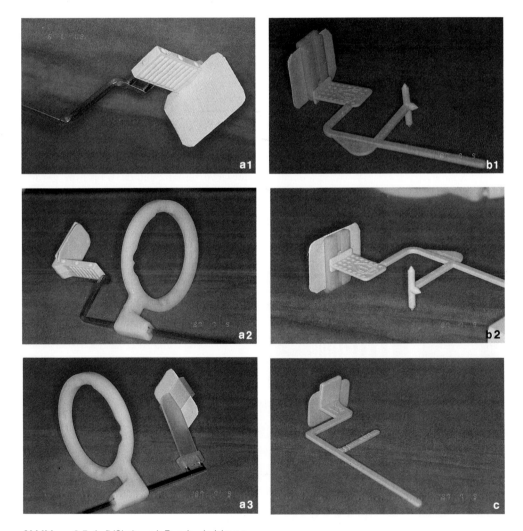

Abbildung 6-5: Aufbißhalter mit Zentriereinrichtung
a) Rinn-System 1 für Molaren; 2 für Front- und Eckzähne; 3 für Bißflügelaufnahmen
b) Unibite-System 1 für apikale Einstellung, Hoch- und Querformat
c) Kwik-Bite, nur für Bißflügelaufnahmen

xiert werden wie verschiedene im Handel erhältliche Universalfilmhalter (Abb. 6-4).

Einige Universalfilmhalter sind mit einem Aufbißblock kombiniert, der eine in etwa parallele Ausrichtung von Zahnachse und Filmebene gewährleistet (Abb. 6-5).

Durch Verbindungselemente zwischen Filmhalter und Röntgenfilm wird sichergestellt, daß der Zentralstrahl in der Filmmitte im rechten Winkel oder auch senkrecht auf die Winkelhalbierende zwischen Zahnachse und Filmebene auftrifft.

Mit den Haltern der Firma Rinn, den Filmhaltern nach EGGEN, dem Unibite und Quick-bite-Filmhalter wird nach diesem Prinzip gearbeitet.

6.5 Qualitätsbeurteilung von Röntgendarstellungen

Die Abbildungseigenschaften eines röntgenoptischen Systems können mit Bleistrichrastern erfaßt werden. Bleistrichraster bestehen aus einer Bleifolie mit unterschiedlich breit ausgestanzten, parallel angeordneten Lücken. Der Bleistreifen und die dazugehörende Lücke sind gleich breit. Sie werden als Linienpaar, die Anzahl der Linienpaare pro mm als Ortsfrequenz bezeichnet. Bei optimaler Wiedergabe würden die rechteckigen Kanten des Rasters im Röntgenbild scharf dargestellt; die optische Dichte im Lückenbereich erreicht 100%. Tatsächlich erscheinen die Kanten des Rasters jedoch mit zunehmender Ortsfrequenz abgerundet, die optische Dichte wird reduziert. Die Übertragung der Kontraste in Abhängigkeit von der Ortsfrequenz kann als Kurve, als Modulationsübertragungsfunktion, aufgezeichnet werden.

Das menschliche Auge kann optische Dichteunterschiede von 4%, das entspricht im Rasterbild einem Auflösungsvermögen einer Ortsfrequenz von ca. 6 Lp/mm, gerade noch erkennen. Feinere Linienpaare werden mit optischen Dichteunterschieden

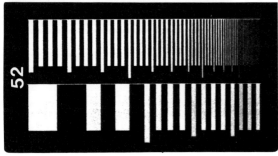

Abbildung 6-6:
a) Rechteckstrichraster (TH. LAUBENBERGER/ J. LAUBENBERGER, Technik der medizinischen Radiologie 1994)
b) Rechteckstrichgruppenraster (TH. LAUBENBERGER/ J. LAUBENBERGER, Technik der medizinischen Radiologie 1994)

6.5 Qualitätsbeurteilung von Röntgendarstellungen

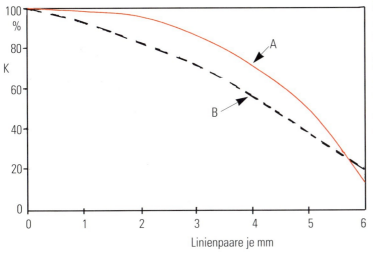

Abbildung 6-7: Modulationsübertragungsfunktion. K= Bildkontrast/Objektkontrast von 2 Übertragungssystemen (A+B). System A gibt bis zu 5 Linienpaare/mm kontrastreicher (besser) wieder.

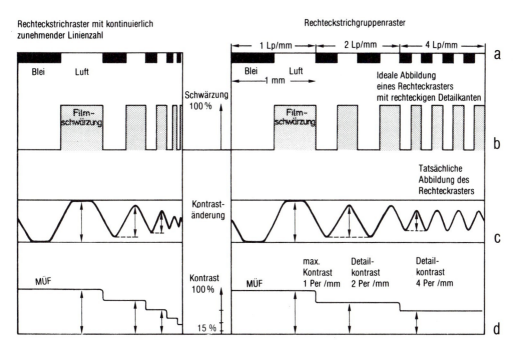

Abbildung 6-8: Modulationsübertragungsfunktion (MFÜ)
a) Vergrößerte Abbildung der Rasterstreifen. Die Einstrahlung der Röntgenquanten erfolgt von oben auf den Raster.
b) Dichtekurve. Bei einer idealen Abbildung der Rasterstreifen würden die rechteckigen Detailkanten der Raster abgebildet.
c) Die tatsächliche Kontrastkurve der Abbildung der Rechteckraster wird darunter wiedergegeben.
d) Die Modulationsübertragungsfunktion (MFÜ) wird aus den Amplituden der einzelnen Kontraste ermittelt. (TH. LAUBENBERGER/J. LAUBENBERGER, Technik der medizinischen Radiologie 1994).

unter 4% abgebildet und entziehen sich daher der visuellen Beurteilung.

Unterschiedliche Abbildungssysteme können dasselbe Auflösungsvermögen haben, unterscheiden sich jedoch in der Kontrastwiedergabe, d.h. der MTF-Kurve, die letztlich für die Qualität – gleiches Auflösungsvermögen bei besserem Kontrast – entscheidend ist.

7
Intra- und extraorale Aufnahmetechnik

7.1
Intraorale Aufnahmetechnik

Die Qualität der intraoralen Röntgenaufnahme ist von den Lagebeziehungen des Filmes zur Zahnachse und vom Verlauf des Zentralstrahles abhängig.

7.1.1
Winkelhalbierungstechnik

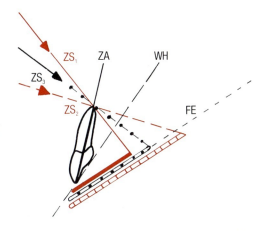

Abbildung 7-1: Röntgendarstellung nach der Winkelhalbierungstechnik. ZA = Zahnachse; FE = Filmebenen; WH = Winkelhalbierende; ZS = Zentralstrahl; ZS_1, zu steile, verkürzte Einstellung. ZS_2 zu flache, verlängerte Einstellung; ZS_3 senkrecht auf Winkelhalbierende, Abbildung des Zahnes größengleich.

Sind keine Einstellungshilfen vorhanden, so muß der Film in die Mundhöhle einbracht und vom Patienten mit den Fingern festgehalten werden. Infolge der anatomischen Verhältnisse bilden Zahnachse und Filmebene bei diesem Vorgehen immer

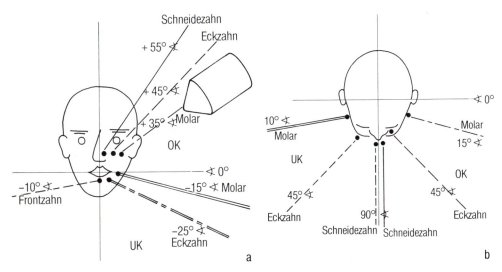

Abbildung 7-2: Einstellung der Röntgenröhre (des Zentralstrahles) bei intraoraler Technik
a) Neigung des Zentralstrahles in vertikaler Richtung
b) Ausrichtung des Zentralstrahles in horizontaler Richtung

einen Winkel. Stellen wir den Zentralstrahl senkrecht zur Zahnachse oder auch senkrecht zur Filmebene ein, so erhalten wir immer eine verzerrte Aufnahme.

Nur bei einer Einstellung, bei welcher der Zentralstrahl senkrecht auf die Winkelhalbierende zwischen Zahnachse und Filmebene auftrifft, heben sich die Verlängerungs- und Verkürzungseffekte wieder auf, es entsteht ein nicht verzerrtes Röntgenbild. Diese Tatsache macht man sich bei der Winkelhalbierungstechnik zunutze (Abb. 7-1).

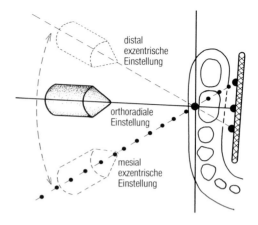

Praktisches Vorgehen:
- Der Röntgenapparat wird betriebsbereit gemacht (Netzstecker und Schalter).
- Der Patient erhält die vorgeschriebene Schutzeinrichtung mit mindestens 0,4 mm Bleigleichwert. (Eine vor-

Abbildung 7-3: Verschiedene Möglichkeiten der Ausrichtung des Zentralstrahles in horizontaler Richtung.
– orthoradial: senkrecht auf die Zahnbogentangente
– mesial exzentrisch: Röhre nach mesial verschoben
– distal exzentrisch: Röhre nach distal verschoben

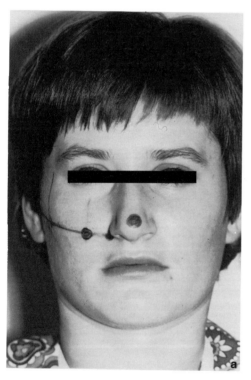
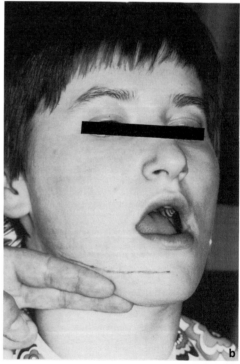

Abbildung 7-4: Hilfslinien für die Einstellung des Zentralstrahles bei der Winkelhalbierungstechnik
a) im Oberkiefer: Linie von der Ohröffnung zum Ansatz des Nasenflügels
b) im Unterkiefer: An der Oberkante des Zeigefingers, Mittelfinger liegt unter dem Unterkieferrand

7.1 Intraorale Aufnahmetechnik

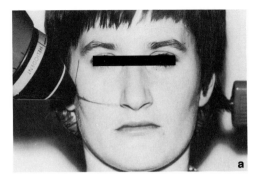

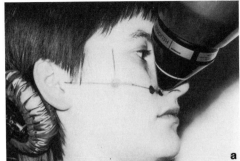

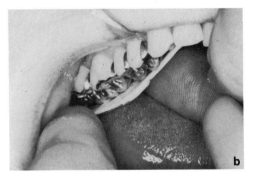

Abbildung 7-5: Molarenaufnahme im Oberkiefer
a) Einstellung der Röhre
b) Positionierung des Filmes
Winkelhalbierungstechnik

Abbildung 7-6: Eckzahnaufnahme im Oberkiefer
a) Einstellung der Röhre
b) Positionierung des Filmes
Winkelhalbierungstechnik

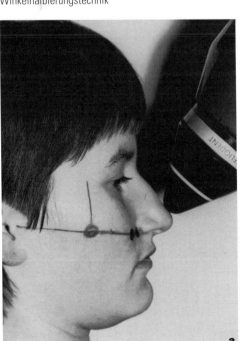

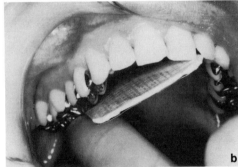

Abbildung 7-7: Frontzahnaufnahme im Oberkiefer
a) Einstellung der Röhre
b) Positionierung des Filmes
Winkelhalbierungstechnik

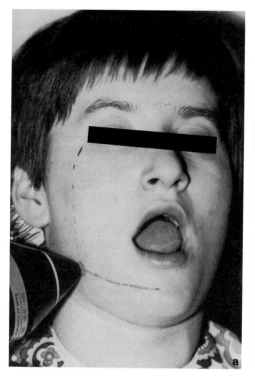
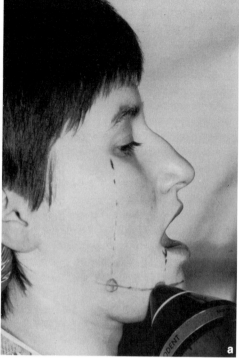
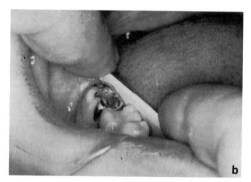
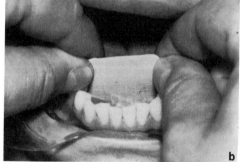

Abbildung 7-8: Molarenaufnahme im Unterkiefer
a) Einstellung der Röhre
b) Lage des Filmes in der Mundhöhle
Winkelhalbierungstechnik

Abbildung 7-9: Schneidezahnaufnahme im Unterkiefer
a) Einstellung der Röhre
b) Lage des Filmes in der Mundhöhle
Winkelhalbierungstechnik

schriftsmäßige Bleischürze bedeckt die Schultern und die Knie des Patienten).
- Belichtungszeit wählen.
- Patient richtig hinsetzen. Sein Kopf soll durch eine Kopfstütze ruhig und bequem gelagert werden.
- Die Kauebene des Ober- bzw. Unterkiefers wird horizontal ausgerichtet.

- Im Oberkiefer ist dies der Fall, wenn eine gedachte Hilfslinie vom äußeren Gehörgang zum Ansatz des Nasenflügels parallel zum Fußboden verläuft. Bei allen Oberkieferaufnahmen wird die Tubusspitze entlang dieser Linie auf die Haut aufgesetzt.

- Für die Aufnahme im Unterkiefer neigt der Patient den Kopf bei leicht geöffnetem Mund etwas nach hinten. Legt man den Mittelfinger unter den Unterkieferrand, so ergibt sich die Hilfslinie für die Röhreneinstellung entlang der Oberkante des Zeigefingers. Entlang dieser horizontal ausgerichteten Linie wird die Tubusspitze bei allen Unterkieferaufnahmen auf die Haut aufgesetzt.

Einstellung des Zentralstrahles
Sie erfolgt durch Schwenkung und Neigung der Röntgenröhre. Dabei unterscheiden wir:

Vertikale Winkeleinstellung
Hierunter versteht man die Neigung der Röntgenröhre zur Horizontalebene. Verläuft der Zentralstrahl in dieser Ebene, so handelt es sich um die 0-Grad-Einstellung. Trifft der Zentralstrahl diese Ebene von oben, sprechen wir von + Einstellung, bei der –Einstellung trifft der Zentralstrahl die Kauebene von unten.

Horizontale Winkeleinstellung
Die einzelnen Zähne sollen so aufgenommen werden, daß sie auf dem Bild ohne Überlagerung von Kronen oder Wurzelabschnitten dargestellt werden. Dabei ist der Zentralstrahl unter einem bestimmten Winkel gegen die Tuberebene geneigt.

Orthoradiale Einstellung
Eine orthoradiale Einstellung liegt vor, wenn der Zentralstrahl durch den aufzunehmenden Zahn und den gedachten Mittelpunkt des Zahnbogens verläuft.

Exzentrische Einstellung
Unterschieden wird die mesialexzentrische und die distalexzentrische Einstellung. Bei der mesialexzentrischen E. fällt der Zentralstrahl von mesial, bei der distalexzentrischen E. von distal auf die Zahnoberfläche und den Film ein. Exzentrische Einstellungen sind erforderlich, wenn man die Prämolaren- oder Molarenwurzeln im Oberkiefer getrennt darstellen will (Abb. 7-3).

Apikale Einstellung
Dabei zielt der Zentralstrahl auf die Wurzelspitze des aufzunehmenden Zahnes.

Marginale oder limbale Einstellung
Der Zentralstrahl ist auf den marginalen Zahnfleischrand des aufzunehmenden Zahnes gerichtet.

Als Einstellungshilfe für die Winkelhalbierungstechnik werden meist vertikale und horizontale Winkeleinstellungen angegeben. Brauchbare Ergebnisse sind damit nur zu erzielen, wenn der Schädel des Patienten so ausgerichtet wird, daß die jeweilige Kauebene der vertikalen Röhrenstellung von 0° und die Mediansagittalebene der horizontalen Röhrenstellung von 90° bzw. 0° entspricht.

Einlegen des Filmes: Beim Einlegen des Filmes in die Mundhöhle sind einige Grundregeln zu beachten:
- Der Film darf nie durchgebogen werden.
- Er muß immer völlig plan liegen.
- Er wird immer so eingebracht, daß die nicht bedruckte Seite den Zähnen anliegt.
- Die Filmmarkierung befindet sich immer an der okklusalen Seite. Nach dem Einbringen des Filmes wird dieser mit den Fingerkuppen beider Zeigefinger so gegen die Zahnkronen gedrückt, daß ein Zeigefinger weggenommen werden kann, ohne daß die Lage des Filmes verändert wird. Der Patient übernimmt dann das Festhalten des Filmes, oder der Film wird mit Einstellhilfen fixiert (Abb. 6-3, 6-4).

In der Regel werden drei benachbarte Zähne auf einer Aufnahme abgebildet. Normalerweise benutzen wir das Filmformat 3 x 4 cm. Bei Kindern und sehr beengten Verhältnissen ausnahmsweise das Format 3 x 2 cm und für kleinere Übersichtsaufnahmen das Format 4 x 5 cm.

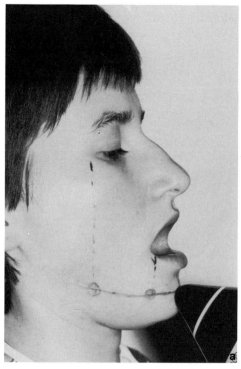
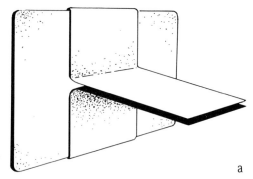
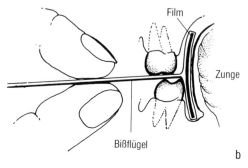
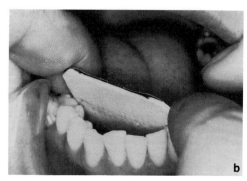
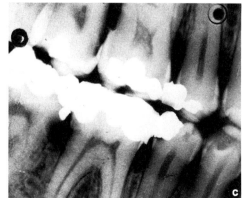

Abbildung 7-10: Eckzahnaufnahme im Unterkiefer
a) Einstellung der Röhre
b) Lage des Filmes in der Mundhöhle
Winkelhalbierungstechnik

Abbildung 7-11: Bißflügelaufnahme
a) Film
b) Einstelltechnik
c) Ergebnis

Der Röntgenstatus, d. h. die Darstellung des gesamten Gebisses, besteht aus mindestens 11 Aufnahmen. Mit den nachstehenden Einstellungen können alle Aufgaben gelöst werden (Abb. 7-4 bis 7-11).

Molaren Oberkiefer
- Zur Darstellung von 18, 17, 16 bzw. 26, 27, 28 oder auch von 17, 16, 15 bzw. 25, 26, 27.
- Filmformat 3 x 4 cm, quer. Obere Längskante in der Medianlinie an den Gaumen

legen, den Film um diese Anlegeachse schwenken, bis er die Palatinalflächen der Molaren berührt. Untere Filmkante verläuft parallel zur Kauebene und überragt diese um 2–3 mm. Mesiale Filmkante endet auf Höhe des Approximalraumes zwischen dem 1. und 2. Prämolaren.
- Zentralstrahl: vertikal + 35°, horizontal 15° distal.
- Aufsetzpunkt Tubusspitze: auf der Oberkiefer-Einstellinie senkrecht unter der hinteren Augenhöhlenbegrenzung.

Eckzahn Oberkiefer
- Zur Darstellung von 14, 13, 12 bzw. 22, 23, 24.
- Filmformat 3 x 4 cm, hoch. Der Film wird möglichst steil hinter dem Eckzahn eingelegt. Die vordere Längskante des Filmes liegt approximal zwischen beiden mittleren Schneidezähnen. Die distale Längskante reicht etwa bis zum Interdentalraum zwischen dem 2. Prämolaren und dem 1. Molaren. Der Film ragt im Bereich des mittleren Schneidezahnes ca. 3 mm, im Prämolarenbereich ca. 10 mm über die Kaufläche hinaus.
- Zentralstrahl: vertikal + 45°, horizontal 45° distal. Aufsetzpunkt Tubusspitze: am Ansatz des Nasenflügels.

Schneidezähne Oberkiefer
- Zur Darstellung von 22, 11 bzw. 21, 22.
- Filmformat 3 x 4 cm, hoch. Der Film wird möglichst steil hinter den Schneidezähnen positioniert. Die vordere Längskante liegt etwa zwischen dem mittleren und dem seitlichen Schneidezahn der Kiefergegenseite. Die hintere Längskante reicht oft bis zur Mesialfläche des 1. Molaren.
- Zentralstrahl: vertikal + 45°, horizontal 90°.
- Aufsetzpunkt Tubus: auf der Nasenspitze oder Mitte Nasenflügel.

Molaren Unterkiefer
- Zur Darstellung von 38, 37, 36 bzw. 46, 47, 48. Oder von 37, 36, 35 bzw. 45, 46, 47.
- Filmformat 3 x 4 cm, quer. Der Film wird zwischen dem Alveolarfortsatz und der Zunge möglichst senkrecht eingelegt. Die obere Längskante des Filmes verläuft parallel zur Kauebene und ragt etwa 3 mm über diese hinaus. Die untere Längskante verdrängt die Weichteile des Mundbodens und steht senkrecht auf diesem. Mesial endet der Film auf der Höhe des Interdentalraumes zwischen beiden Prämolaren.
- Zentralstrahl: vertikal zwischen –5° und –10°, horizontal 10° dorsal.
- Aufsetzpunkt Tubusspitze: auf der Hilfslinie für die Unterkiefereinstellung unterhalb der distalen Augenhöhlenbegrenzung.

Eckzahn Unterkiefer
- Zur Darstellung von 44, 43 bzw. 33, 34.
- Filmformat 3 x 4 cm, hoch. Der Film liegt zwischen Zahnreihe bzw. Alveolarfortsatz des Unterkiefers und der Zunge. Filmebene und Zahnachse bilden einen Winkel von ca. 45°. Die obere Kante des Filmes ist parallel zur Kauebene des Unterkiefers ausgerichtet; sie überragt diese um ca. 1,5 cm. Die hintere Längskante des Filmes liegt auf der Höhe des Interdentalraumes zwischen dem 1. und dem 2. Molaren. Die vordere Filmkante endet zwischen dem seitlichen Schneidezahn und dem Eckzahn auf der Kiefergegenseite.
- Zentralstrahl: vertikal zwischen –15° und –25°.
- Aufsetzpunkt Tubusspitze: in Höhe des Mundwinkels auf der Einstellhilfslinie.

Schneidezähne Unterkiefer
- Zur Darstellung von 42, 41, 31, 32.
- Filmformat 3 x 4 cm, hoch. Der Film wird möglichst senkrecht, d. h. parallel zu den Unterkieferschneidezähnen, eingelegt. Die obere Filmkante ist parallel

zur Kauebene des Unterkiefers ausgerichtet und überragt diese um ca. 1,5 cm. Die untere Filmkante berührt den Mundboden entlang einer Linie zwischen dem 1. und 2. Prämolaren auf beiden Seiten.
- Zentralstrahl: etwa −15°.
- Aufsetzpunkt Tubusspitze: in der Medianebene 1,5 cm über dem UK-Rand.

Bißflügelaufnahmen: Zur Darstellung von Approximalkaries und von marginalen Schwundprozessen werden häufig Bißflügelaufnahmen hergestellt. Hierzu kann man vorgefertigte Filme verwenden oder den Film durch Umschlingen mit einem Papier- oder Tessafilmstreifen für die Bißflügelaufnahme selbst vorbereiten. Der Film wird auf der oralen Seite den Kronen des Ober- und Unterkiefers angelegt und durch Zubeißen auf den Flügel festgehalten. Die Einstellung des Zentralstrahles erfolgt orthoradial auf den Zahnfleischrand des Ober- bzw. des Unterkiefers.

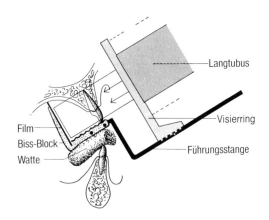

Abbildung 7-12: Röntgendarstellung nach der Paralleltechnik ZA = Zahnachse und FE = Filmebene parallel ausgerichtet; ZS senkrecht zu ZA und FE. Abbildung des Zahnes fast größengleich.

7.1.2
Paralleltechnik

Sind Zahnachse und Filmebene parallel zueinander ausgerichtet und trifft der Zentralstrahl senkrecht auf diese Ebenen, so erhält man ein exaktes Bild. Diese Tatsache hat man sich bei der Paralleltechnik, die auch Rechtwinkel- oder Langtubustechnik genannt wird, zunutze gemacht.

Die parallele Ausrichtung von Zahnachse und Filmebene wird durch einen Aufbißfilmhalter erreicht. Der Film bildet nach dem Einschieben in den Führungsschlitz mit der Aufbißebene einen rechten Winkel. Wird der Aufbißfilmhalter durch das Schließen der Zahnreihen fixiert, so sind die Achsen der aufbeißenden Zähne automatisch etwa parallel zur Filmebene ausgerichtet.

Der Zentralstrahl muß nun senkrecht zur Zahnachse und Filmebene eingerichtet

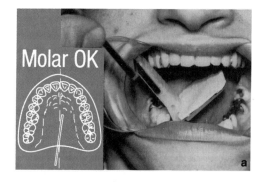

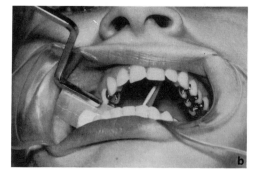

Abbildung 7-13: Intraorale Aufnahmetechnik. Mundfilmaufnahme des Zahnes 16 nach der Rechtwinkeltechnik (Paralleltechnik). Der Film wird mit einem einfachen Einstellgerät in die richtige Position gebracht und durch Zahnreihenschluß festgehalten.

7.1 Intraorale Aufnahmetechnik

werden. Dies geschieht in der Regel durch eine Visiereinrichtung, die mit dem Aufbißhalter verbunden ist. Um die projektorisch bedingte Vergrößerung des Zahnes möglichst gering zu halten, muß der Abstand vom Fokus der Röhre zum Zahn groß gemacht werden. Daher wird für diese Aufnahmetechnik der lange Tubus entweder in der herkömmlichen runden Form oder aber als Rechtecktubus verwendet. Der Rechtecktubus hat den Vorteil, daß die Strahlenbelastung des Patienten um ca. 40 % verringert werden kann. Wird der Tubus korrekt mit der Visiereinrichtung verbunden, so sind alle weiteren Einstellungsprobleme gelöst (Abb. 7-12).

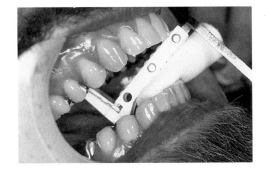

Abbildung 7-14: Intraorale Aufnahme. Einstellung OK-Front (Paralleltechnik).

Praktisches Vorgehen:
- Für die Paralleltechnik werden Einstellgeräte zur parallelen Ausrichtung von Zahnachse und Filmebene einerseits und für die senkrechte Einstellung des Zentralstrahles hierzu andererseits benötigt. Solche Einstellgeräte werden von verschiedenen Herstellern angeboten (vgl. Abb. 6-3, 6-4). Nachstehend wird das Vorgehen mit den Instrumenten der Fa. Rinn beschrieben:
- Einbringen des Filmes in den Aufbißblock, der gleichzeitig als Filmhalter dient,
- Markierungspunkt zum Schlitz ausrichten,
- Ankuppeln der Führungsstange und der Visiereinrichtung,
- Einbringen des Filmhalters in den Mund.
Aufbißblock bei allen Aufnahmen (Ausnahme UK-Molaren) von der Seite an die aufzunehmenden Zähne heranführen. Aufbißfläche und Zahnachse bilden einen Winkel von ca. 45° (Abb. 7-12 bis 7-18). Die bukkalen Zahnkanten liegen in der Querrille des Aufbißblocks.
- Filmhalter um den Auflagepunkt schwenken, bis der Film die Schleimhaut berührt.
- Zwischen den Kauflächen der Zähne im Gegenkiefer und der zweiten Auf-

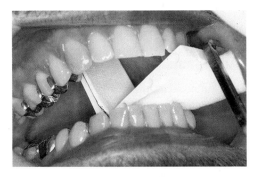

Abbildung 7-15: Intraorale Aufnahme. Einstellung oberer Eckzahn 23 (Paralleltechnik).

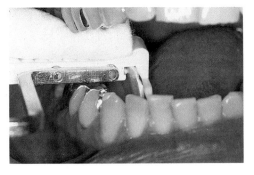

Abbildung 7-16: Intraorale Aufnahme. Einstellung untere Molaren (Paralleltechnik).

bißfläche des Filmhalters Watterolle einlegen. Den Halter im Mund durch „Zubeißen" fixieren.
- Visierring bis zum Hautkontakt vorschieben.
- Tubus fugenlos auf Visierring aufsetzen. Aus strahlengeschützter Position auslösen.

Molaren Unterkiefer
- Den im Filmhalter fixierten Film zwischen Zunge und oralen Kronenflächen senkrecht zum Mundboden einführen, bis Aufbißfläche den Kauflächen der UK-Molaren aufliegt. Dann wie oben.

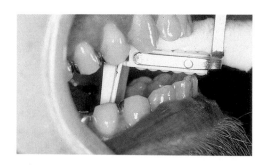

Abbildung 7-17: Intraorale Aufnahme. Einstellung UK-Front (Paralleltechnik).

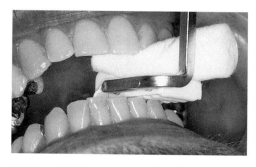

Abbildung 7-18: Intraorale Aufnahme. Einstellung unterer Eckzahn (Paralleltechnik).

7.1.3 Aufbißaufnahmen

Bei Aufbißaufnahmen wird der Film so auf die Zahnreihen gelegt, daß die Filmebene senkrecht zu den Zahnachsen ausgerichtet ist. Durch leichtes Zubeißen fixiert der Patient den Film in der richtigen Position.

Oberkiefer-/Mundbodenübersichtsaufnahme: Der einzelverpackte, folienlose Film der Größe 7,5 x 5,5 cm wird wie beschrieben auf die Zahnreihen gelegt und durch Zusammenbeißen fixiert.

Der Zentralstrahl verläuft in der Median-Sagittal-Ebene möglichst parallel zur Stirn. Er soll außerdem senkrecht auf den Film treffen. Dabei ist zu beachten, daß der Kopf des Patienten maximal nach hinten überstreckt wird, so daß das Primärstrahlenbündel nicht auf die Körpermitte gerichtet ist (Abb. 7-19).

Die Neigung des Zentralstrahles kann bei unterschiedlichen Fragestellungen variiert werden.

Häufig wird auch die Ober/Unterkieferhalbseitenaufnahme verlangt (Abb. 7-20 und 7-21). Bei der Oberkieferhalbseitenaufnahme verläuft der Zentralstrahl in etwa durch das Foramen infraorbitale zur Kronenspitze des Eckzahnes derselben Seite, im Unterkiefer wird der Zentralstrahl parallel zu den Zahnachsen der unteren Molaren von unten außen nach oben innen geführt. Er trifft etwa 2 cm medial vom Unterkieferrand in Höhe des zweiten Prämolaren auf die Hautoberfläche.

Belichtungsdaten wie bei Mundfilmen. Zur Darstellung der Mundbodenweichteile – bei der Suche nach Speichelsteinen – muß die Belichtungszeit jedoch um die Hälfte verkürzt werden.

7.1.4 Horizontale und vertikale Verschiebetechnik

Die Verschiebetechnik wird angewendet, um die Lagebeziehung verlagerter Zähne oder von Fremdkörpern zu den Wurzelspitzen der Zähne festzustellen.

7.1 Intraorale Aufnahmetechnik

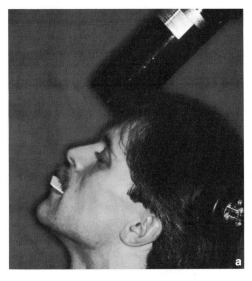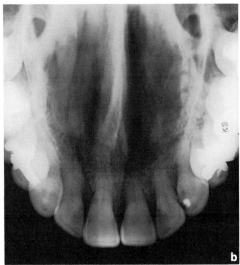

Abbildung 7-19: Oberkieferübersichtsaufnahme (Aufbißaufnahme)
a) Einstelltechnik
b) Ergebnis

Die **horizontale Verschiebetechnik** wird vorwiegend im Seitenzahnbereich angewendet. Zunächst wird eine Aufnahme in orthoradialer Projektion, dann eine zweite Aufnahme aus mesial oder distal exzentrischer Röhrenposition hergestellt

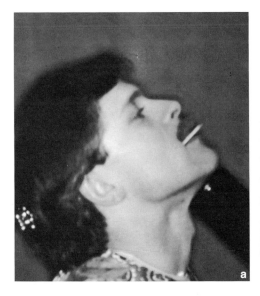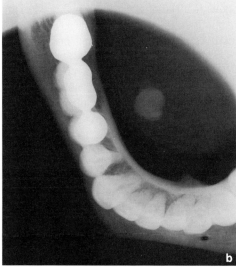

Abbildung 7-20: Mundbodenübersicht-Halbseitenaufnahme
a) Einstelltechnik
b) Ergebnis

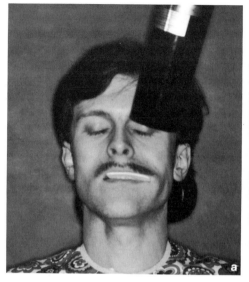 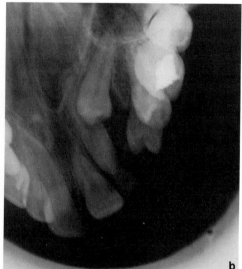

Abbildung 7-21: Oberkieferübersicht-Halbseitenaufnahmen
a) Einstelltechnik
b) Ergebnis

(Abb. 7-22). Wichtig ist dabei, daß der Film bei der zweiten Aufnahme wieder in die gleiche Lage gebracht wird wie bei der Ersteinstellung.

Die **vertikale Verschiebetechnik** hat sich insbesondere im Frontzahnbereich bewährt. Dabei wird die Röhre zur Zweitaufnahme um ca. 2 cm nach kranial/kaudal verschoben, die Neigung des Zentralstrahles wird steiler, $+70°/-45°$.

Durch die unterschiedlichen Projektionen verschiebt sich das gesuchte Objekt gegenüber den Wurzelspitzen der eigenen Zähne. Erfolgt die Verschiebung in der Richtung, in die man die Röhre bewegt hat, so liegt das gesuchte Objekt palatinal/lingual von den Wurzelspitzen der eigenen Zähne.

7.2 Extraorale Aufnahmetechnik

Während mit intraoralen Aufnahmen nur die Zähne und die unmittelbare Zahnumgebung erfaßt werden können, ist es mit extraoralen Techniken möglich, größere

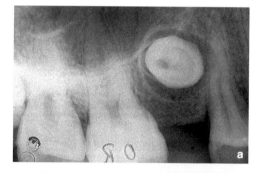
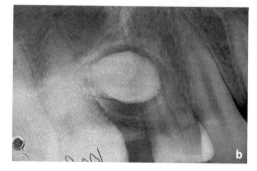

Abbildung 7-22: Horizontale Verschiebetechnik. Orthoradiale **(a)** und mesialexzentrische **(b)** Aufnahme zur Lokalisation eines verlagerten Zahns. Bei Verschieben der Röhre nach mesial wandert der verlagerte Zahn ebenfalls nach mesial, er liegt palatinal.

7.2 Extraorale Aufnahmetechnik

Kieferabschnitte oder auch den gesamten Schädel darzustellen. Extraorale Aufnahmetechniken werden insbesondere für die Untersuchung des Ober- und Unterkiefers, der Kiefergelenke und des Gesichtsprofiles angewendet.

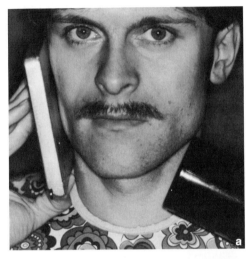

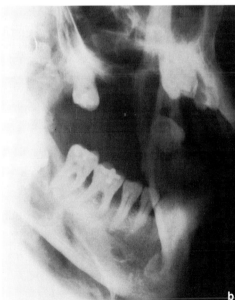

Abbildung 7-23: Teilschädelaufnahme, isolierter Unterkiefer, schräg-laterale Darstellung des Unterkiefers
a) Einstellung auf den Molarenbereich im horizontalen Ast
b) Ergebnis

Für extraorale Aufnahmen benötigt man Filmkassetten mit Verstärkerfolien. Die Filmkassetten können durch eine am Röntgenstuhl befestigte Halterung in die Aufnahmeposition gebracht werden. Im einfachsten Fall hält der Patient die Kassette und fixiert sie gegen die Gesichtsweichteile.

Die wichtigsten in der zahnärztlichen Praxis ausgeführten extraoralen Aufnahmetechniken sollen nachstehend besprochen werden.

7.2.1 Isolierte Unterkieferaufnahme (schräg-laterale Aufnahme des Unterkiefers)

Technische Daten: Kassette 13 x 18 cm; Verstärkerfolie feinzeichnend; Film-Fokus-Abstand 60 cm; Dentalapparat: 50 kV, 7 mA, Belichtungszeit 1,4 s.

Praktisches Vorgehen:
Es werden 3 Einstellungen unterschieden.
- Einstellung auf den Unterkieferkörper und die Molaren: Die Filmkassette wird senkrecht, d.h. parallel zur Median-Sagittal-Ebene des Schädels angeordnet. Der Patient dreht den Kopf zur Kassette, bis Schläfe und Jochbein der Kassette anliegen.
Die Wange und der Unterkieferrand berühren die Kassette nicht, sie stehen ca. 2-3 cm ab.
Der Zentralstrahl wird mit einer Röhrenneigung von −15° auf die Mitte des Mundbodens, und zwar in Höhe des 1. Molaren ausgerichtet. Die Einstellung des Zentralstrahles und der gewünschte Fokus-Film-Abstand können durch entsprechende Verlängerung des Tubus mit einer Papiermanschette erleichtert werden (Abb. 7-23).
- Einstellung auf den aufsteigenden Ast: Position von Schädel und Kassette wie zuvor. Der Zentralstrahl verläuft durch

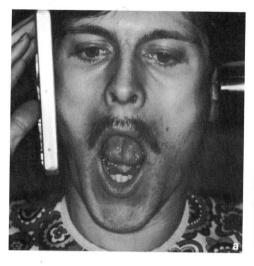
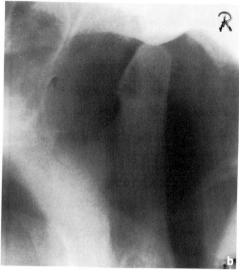

Abbildung 7-24: Teilschädelaufnahme, Kiefergelenkkontaktaufnahme nach PARMA (Ausschnitt)
a) Einstellung
b) Ergebnis

einen Punkt 3 cm unterhalb des Kieferwinkels und von hier unter einem Neigungswinkel von ca. $-30°$ zur Mitte des aufsteigenden Astes.

- Einstellung auf das Front- und Eckzahngebiet: Die Kassette wird wiederum parallel zur Median-Sagittal-Ebene des Schädels angeordnet. Der Patient dreht den Kopf zur Seite, so daß die Nasenspitze, der obere Orbitalrand und die Jochbeinprotuberanz der Kassette anliegen. Der Zentralstrahl verläuft von einem 2 cm hinter und unter dem Kieferwinkel gelegenen Punkt mit geringer Röhrenneigung von ca. $-10°$ in Richtung auf die Wurzelspitze des gegenüberliegenden Eckzahnes.

7.2.2
Kiefergelenk-Kontaktaufnahme nach Parma

Technische Daten:
Wie oben, Abschnitt 7.2.1 (Abb. 7-24).

Praktisches Vorgehen:
- Die Kassette wird parallel zur Median-Sagittal-Ebene auf Schläfe und Jochbein gepreßt. Wange und Unterkieferrand liegen der Kassette nicht an.
- Der Mund wird maximal geöffnet.
- Der Zentralstrahl verläuft horizontal vom filmfernen zum filmnahen Tuberculum articulare zur Mitte der Filmkassette.

Bei der Originalaufnahme des Kiefergelenkes nach PARMA wurde der Tubus am Röntgenapparat abgenommen, so daß das Strahlenaustrittsfenster der Röhre unmittelbar in 1–2 cm Abstand von der Hautoberfläche positioniert wurde. Die Abnahme des Tubus ist nach der Röntgenverordnung wegen der damit verbundenen hohen Strahlenbelastung der Hautoberfläche heute nicht mehr erlaubt. Es muß ein Tubus verwendet werden, der den Mindest-Fokus-Hautabstand gewährleistet. Dabei hat sich gezeigt, daß auch so praktisch überlagerungsfreie Röntgenaufnahmen des Kiefergelenkes möglich sind.

Die Nahaufnahme der Kiefergelenke nach PARMA ergibt einen guten Überblick über den Gelenkkopf und seine Stellung zum Tuberculum articulare. Der Bereich der Gelenkpfanne wird aber weniger gut dargestellt. Zur Beurteilung der Lage der Gelenkköpfe in den Gelenkpfannen sind zahlreiche Techniken, auch Techniken mit Hilfe von Einstellgeräten, angegeben worden.

7.2.3 Schräg-laterale Aufnahme der Kiefergelenke

Technische Daten:
Wie bei isolierter Unterkieferaufnahme (Abb. 7-25). Zweckmäßigerweise jedoch Dentalapparat mit zumindest 65 kV und 7,5 mA.

Praktisches Vorgehen:
Bei allen schräg-lateralen Aufnahmen des Kiefergelenkes verläuft der Zentralstrahl von einem Punkt ca. 5 cm hinter und über dem äußeren Gehörgang zum Kiefergelenkkopf der Gegenseite und trifft dann die Mitte der Filmkassette. Die einzelnen Techniken unterscheiden sich hauptsächlich durch die vertikale und horizontale Winkeleinstellung zur Frankfurter Horizontalen bzw. zur Median-Sagittal-Ebene. Reproduzierbare Aufnahmen erreicht man mit Einstellhilfen. Hier haben sich der Kiefergelenkröntgenbogen TMX-I oder TMX-II nach GRAF und die Einrichtung von HAHNEL als geeignet erwiesen (die wichtigsten Einstellungen s. Tab. 7-1).

Tabelle 7-1: Einstellung des Zentralstrahles bei schräg-lateralen Kiefergelenkaufnahmen

Schräg-laterale Kiefergelenk-aufnahme nach	Vertikal-winkel zur DH	Horizontal-winkel mesial zur MSE
SCHÜLLER	+30°	0–3°
LINDBLOM	+15°	+15°
EGLI	+22°	+10°
GRAF	+15°	+5°

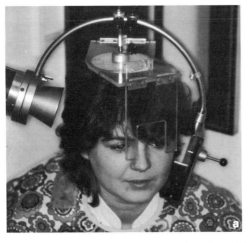
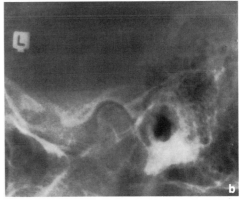

Abbildung 7-25: Teilschädelaufnahme, schräg-laterale Aufnahme des Kiefergelenks nach GERBER
a) Einstellung mit von SCHULTE mod. Graf-Bogen
b) Ergebnis

7.2.4
Schädelübersichtsaufnahmen

Für die kieferorthopädische Diagnostik und Therapieplanung werden in der Regel laterale Profil- und frontale, posterior-anteriore Schädelübersichtsaufnahmen (Abb. 7-26) durchgeführt. Da diese Aufnahmen üblicherweise mit großem Fokus-Film-Abstand hergestellt werden, spricht man von Fernröntgenaufnahmen. Um reproduzierbare Aufnahmen zu erreichen, müssen der Schädel in seiner Stellung und die Orientierung des Zentralstrahles durch mechanische Vorrichtungen eindeutig fixiert werden.

Technische Daten:
Kassette 18 x 24 cm; Verstärkerfolie feinzeichnend; Film-Fokus-Abstand 150 cm oder 400 cm; Spezialröntgeneinrichtung. kV-Wert wählbar 50–80 kV; Belichtungswert 100 mAs (10jähriger), 240 mAs (Erwachsener); Folienfilm, höchstempfindlich.

Praktisches Vorgehen:
- Der Patient sitzt aufrecht auf einem höhenverstellbaren Stuhl.
- Der Schädel wird mit dem Einstellgerät, dem Kephalometer, fixiert. Teile des Kephalometers sind die Ohroliven, der Nasion- oder Orbitazeiger.
- Bei der Aufnahme ist zu beachten, daß die Ohroliven nicht zu weit in den Gehörgang vorgeschoben werden, da hierdurch das Kieferköpfchen bereits reflektorisch nach vorne abweicht, wodurch eine veränderte Okklusion eingenommen wird. Während der Aufnahme befinden sich die Zahnreihen in Schlußbißstellung, die Lippen sind locker geschlossen.
- Vor dem Auslösen der Aufnahme fordern wir den Patienten zum Schlucken auf und lassen ihn anschließend für die Aufnahme den Atem kurz anhalten.

Ein besonderes Problem bei Fernröntgenaufnahmen ist die gleichzeitige Abbildung

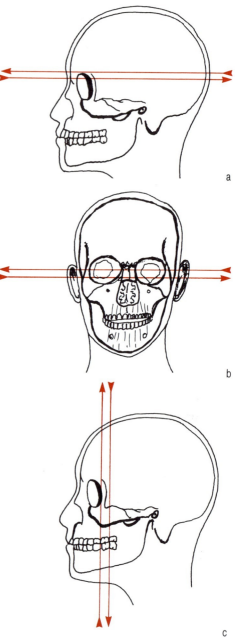

Abbildung 7-26: Schädelübersichtsaufnahme
a) In frontaler Projektion bei sagittalem Strahlengang (posterior-anterior und umgekehrt)
b) In lateraler Projektion bei transversalem Strahlengang (von links nach rechts und umgekehrt)
c) In axialer Projektion (submento-cranial und umgekehrt)

7.2 Extraorale Aufnahmetechnik

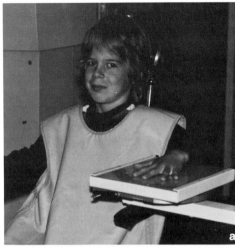

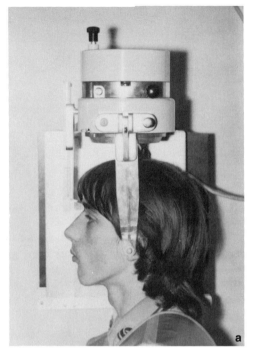

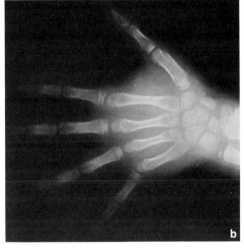

Abbildung 7-28: Dorsovolare Aufnahme der Handwurzel- und der Mittelhandknochen
a) Einstellung
b) Ergebnis
Für Beurteilung distale, mediale und proximale Phalangen DP3, MP3, PP2, PP3, Sesamoid. Epiphysenfuge von Radius und Ulna.

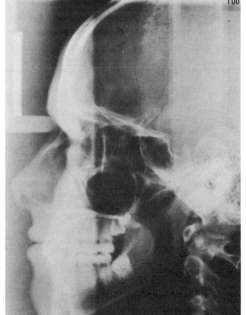

Abbildung 7-27: Seitliche Fernröntgenaufnahme
a) Einstellung mit Hilfe des Kephalometers
b) Ergebnis

von strahlendurchlässigen Kompaktanteilen des Knochens und der nur wenig strahlenabsorbierenden Weichteilzonen. Zur gleichzeitigen Wiedergabe beider Bereiche werden filmnahe Zusatzfilter, insbesondere aber Verlaufsfolien verwendet (Abb. 7-27).

7.2.5
Dorso-volare Aufnahme der Handwurzel- und Mittelhandknochen
(Abb. 7–28)

Im Zusammenhang mit kieferorthopädischen Fragestellungen ist die Bestimmung des sog. Knochenalters in bezug auf das chronologische Alter von Bedeutung. Zur Bestimmung des Knochenalters wird eine Röntgenaufnahme der Handwurzel- und der Mittelhandknochen hergestellt.

Technische Daten:
Kassette 13 x 18 cm; Verstärkerfolien feinzeichnend; Film-Fokus-Abstand 100 cm. Dentalapparat 50 kV, 7 mA; Belichtungszeit 1,0 s.

Praktisches Vorgehen:
Unterarm und Hand liegen flach auf der Kassette, Finger gespreizt, Daumen leicht abgestreckt. Einstellung des Zentralstrahles auf Handmitte. Beachte, daß der zu Untersuchende den Arm seitlich abspreizt.

7.2.6
Panoramaschichtaufnahme

Auf Panoramaschichtaufnahmen werden die Zahnreihen nur dann unverzerrt wiedergegeben, wenn sie in der Mitte der Schichtebene liegen. Um eine gleichbleibende Qualität zu erreichen, ist die Betriebsanleitung des jeweiligen Geräteherstellers genau zu beachten.

Nachstehende Maßnahmen tragen ganz allgemein zur Verbesserung der Aufnahmequalität bei:
- Herausnehmbaren Zahnersatz ablegen lassen.
- Die Arbeitsweise des Gerätes erklären.
- Alle Metall- und Glasgegenstände im Kopf- und Halsbereich entfernen (Haarnadeln, Schmuck).
- Jacke ablegen lassen, damit das Gerät beim Umlauf die Schultern nicht streift.
- Patient steht aufrecht, mit gestreckter Wirbelsäule im Gerät.
- Der Schädel (Frankfurter Horizontalebene) wird leicht, um ca. 7°, nach vorn unten gekippt.
- Die Median-Sagittal-Ebene des Schädels (Ober- und Unterkiefer) muß in ihrer ganzen Ausdehnung mit der Mittelebene des Gerätes übereinstimmen. Drehung, Kippung und Neigung des Schädels sind zu vermeiden.
- Schneidekanten der Ober- und Unterkieferfrontzähne in den vorgesehenen Aufbißblock einbeißen lassen, ggf. Kinn in Stütze einlegen.
- Die Lippen schließen und die Zunge an das Gaumendach anpressen lassen.
- Auf Film-Folien-Kombination abgestimmte Belichtungsdaten wählen.

8 Spezielle bildgebende Röntgentechniken

8.1 Kontrastdarstellungen

Mit Hilfe von Kontrastmitteln können Strukturen sichtbar gemacht werden, die im Röntgenbild normalerweise nicht zu erkennen sind. Positive Kontrastmittel absorbieren mehr, negative Kontrastmittel absorbieren weniger Röntgenstrahlung als die umgebenden körpereigenen Gewebe. In der Kiefer- und Gesichtschirurgie werden Konrastmittel zur Darstellung von zystischen Hohlräumen oder zur Darstellung des Gangsystems der Speicheldrüsen bei der Sialographie verwendet. Gelegentlich werden auch die Blutgefäße im Bereich des Schädels durch Einspritzung von Kontrastmitteln bei der Angiographie sichtbar gemacht.

In der zahnärztlichen Praxis werden solche Kontrastmitteldarstellungen in aller Regel nicht durchgeführt.

8.2 Durchleuchtung

Beim Durchleuchten wird das auf einem Fluoreszenzschirm entstehende Bild direkt betrachtet. Dazu muß der Raum abgedunkelt werden, und das Auge des Betrachters muß sich zuvor für ca. 30 min an die Lichtverhältnisse adaptieren.

Durchleuchtungsbilder können heute zwar mit besonderen Einrichtungen (Bildverstärker – Fernsehkette) verbessert und auf Magnetband aufgezeichnet werden. Für die zahnärztliche Diagnostik ist die Herstellung einer Röntgenaufnahme aber mit viel weniger Aufwand und einer wesentlich geringeren Strahlenbelastung für den Patienten möglich.

Nach der Röntgenverordnung sind Durchleuchtungsverfahren in der zahnärztlichen Praxis nicht erlaubt.

8.3 Bildverstärker – Fernsehkette

Wesentliche Bestandteile des Bildverstärkers sind Eingangs- und Ausgangsschirm. Die auftreffenden Röntgenquanten werden im Eingangsschirm in Lichtphotonen umgewandelt. Diese setzen an der Photokathode Elektronen frei, die in einem elektrischen Feld bei ca. 25 kV beschleunigt, fokussiert und am Ausgangsschirm wieder in Licht umgewandelt werden. Das Bild auf

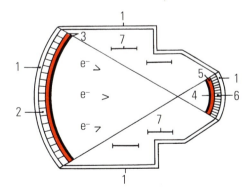

Abbildung 8-1: Prinzip der Bildbverstärkerröhre
1 Röhrenwand; 2 AL-Trägerschicht; 3 Primärleuchtschirm (rot) mit Photokathode (schwarz); 4 AL-Anode; 5 Sekundärleuchtschirm (rot); 6 Faseroptikplatte (FS Kamera)

dem Ausgangsschirm ist kleiner, aber heller als das Eingangsbild.

Das Röntgenbild kann mit einer entsprechenden Fernsehkamera aufgenommen und über Magnetband abgespeichert werden. Das Auflösungsvermögen dieses Verfahrens liegt bei 2 Lp/mm.

8.4 Xeroradiographie

Die Filmfolien-Kombination wird durch eine elektrisch aufgeladene Halbleiterplatte aus selenbeschichtetem Aluminium ersetzt. Durch die auffallende Röntgenstrahlung wird das Selen punktuell leitfähig, die Halbleiterplatte entsprechend entladen. In einer speziellen Entwicklungseinrichtung wird elektrisch aufgeladenes Pulver aufgestäubt. Das Ladungsmuster wird als Reliefbild sichtbar. Dieses Reliefbild kann dann als blau eingefärbtes Papierbild kopiert werden.

8.5 Digitales Röntgenbild

Konventionelle Röntgenbilder entstehen durch kontinuierliche, dosisabhängige Veränderung der Filmschwärzung, d. h., es ist ein sog. Analogbild, das aus beliebig vielen Bildpunkten und beliebig vielen Schwärzungsunterschieden zusammengesetzt wird.

Bei der digitalen Röntgentechnik wird die Zahl der möglichen Bildpunkte, d. h. die Auflösung, durch die Matrix des Systems aus Zeilen und Spalten bestimmt. Die Lage jedes Bildpunktes auf der Matrix ist durch eine Zahl (Zeile x Spalte) genau definiert.

In der Radiologie übliche Matrizen 512 x 512 (1024 x 1024) enthalten 262 144 (1 048 376) Bildpunkte. Das Bild selbst ergibt sich aus einer entsprechenden, im binären System definierten Zahlenfolge.

Die Dezimalzahl 53 kann im binären System als
$1 \times 2^5 + 1 \times 2^4 + 0 \times 2^3 + 1 \times 2^2 + 0 \times 2^1 + 1 \times 2^0 = 53$,
in binärer Schreibweise als 110101 ausgedrückt werden.

Die Qualität der Abbildung verbessert sich mit zunehmender Bildpunktzahl pro Flächeneinheit bzw. abnehmender „Pixelfläche".

Für eine reine Schwarzweißdarstellung benötigt man für jedes Pixel ein „bit" Speichertiefe (Grauwert 0 bzw. 1). Das „bit" ist die kleinste Informationseinheit, das „Byte" besteht aus 8 „bits". Die Speicherkapazität eines Systems wird in KB, MB oder auch GB (Kilo-, Mega-, Gigabyte) angegeben. Ein 8-bit-Speichersystem läßt die Wiedergabe von 256, ein 10-bit-Speichersystem die Wiedergabe von 1024, ein 12-bit-System von 4096 Graustufen zu.

Wesentliche Eigenschaften eines digitalen Systems sind einmal die Speichertiefe, zum anderen die Akquisitionsrate, d. h. die Geschwindigkeit der Datenaufnahme und Wiedergabe. Die Akquisitionsrate eines Systems ist definiert durch die Anzahl der Bilder, die das System je Sekunde aufnimmt.

Die Qualität digitaler Röntgenbilder ist letztlich von den verfügbaren Speichern abhängig. Zum Vergleich: Disketten im PC haben eine Speicherkapazität von 1 MB. Für ein Röntgenbild der Matrix 1024 x 1024 x 10 „bits" wird bereits eine Datenmenge von ca. 1,25 MB benötigt.

Die erforderliche Speicherkapazität wird bei Halbleiterspeichern durch Zusammenschalten mehrerer Chips ermöglicht. Daneben sind für den Einsatz in der Radiologie Magnetplatten und Bandspeichersysteme mit Kapazitäten bis zu 1000 MB entwickelt worden.

Digitale Darstellungen können auf verschiedenste Art gewonnen werden. Wir unterscheiden:

Digitale Fluoroskopie: Abnahme der Werte vom Originalröntgenbild oder Monitorbild einer Bildverstärkerfernsehkette.

Mit einem Analog-Digital-Bildwandler wird das Original-, auch Monitorbild, abgetastet und zeilenweise in analoge Videosignale umgewandelt. Aus den kontinuierlichen Zeitsignalen werden auf der Matrix entsprechende Bildpunkte mit ihren Schwärzungswerten herausgegriffen und in digitale Zeilen (Grauwertstufen) umgewandelt.

Digitale Lumineszensradiographie: Die Filmfolienkombination wird hier durch eine lumineszensfähige Speicherfolie ersetzt, deren Meßwerte erfaßt und in digitale Zahlen umgewandelt werden. Aus diesen Zahlenwerten wird schließlich das Bild im Rechner konstruiert und auf dem Monitor dargestellt, d. h. bei diesem Verfahren wird auf ein Analogbild völlig verzichtet.

Digitale Subtraktionsangiographie: Mit diesem Verfahren werden insbesondere isolierte Gefäßbilder gewonnen. Aus vor und nach Kontrastmittelzufuhr hergestellten Röntgenbildern läßt sich durch Subtraktion der Kontrastwerte ein reines Gefäßbild (Subtraktionsbild) gewinnen.

Verarbeitung digitaler Röntgenbilder: Digitale Bilder können nach Belieben variiert werden. Vergrößerung, Helligkeits- und Kontrastveränderungen, Pseudofarbgebung oder Reliefdarstellungen sind problemlos möglich, weil die Grauwerte der einzelnen Bildpunkte im Rechner als Zahlenwertreihe gespeichert sind. Um bestimmte, in einem Bild vorhandene Details herauszuheben, werden mathematische Rechenverfahren – Logarithmierung etc. – für die Bildbearbeitung eingesetzt. Mit diesen örtlichen oder auch zeitlichen Filtertechniken lassen sich Einzeldaten herausgreifen. So können bestimmte Details durch Fenstertechniken, Kontrastverstärkung, Kontrastanhebung und insbesondere durch Vergrößerung hervorgehoben werden. Darüber hinaus ist es möglich, auch quantitative Beurteilungen vorzunehmen. Mit der entsprechenden Software können bestimmte Grauwerte zur Wiedergabe ausgesucht, andere unterdrückt werden.

Kontrastverstärkung: Mit dem Auge können wir normalerweise in einem Bild etwa 35 Grauwertstufen unterscheiden. Ein Analogbild (normales Röntgenbild) oder Monitorbild einer Bildverstärkerfernsehkette enthält beliebig viele Grauwerte. Ein digitales Bild in einem 8-bit-Speichersystem, z. B. ein Mundfilm, umfaßt 256 Grauwerte, die zeitgleich dargestellt werden. Unser Auge ist nicht in der Lage, diese Informationsflut zu verarbeiten. Die Grauwerte 190 und 200 sind nicht zu unterscheiden. Durch Fenstertechnik können diese Grauwerte dann doch unterschieden werden, wenn die Fenstermitte auf die Graustufe 195 und die Fensterbreite auf 11 eingestellt wird. Der Rechner rechnet diese 21 Stufen so um, daß sie als gut zu unterscheidende Grautöne am Monitor erscheinen. Dieses Verfahren wird auch als Grauwertspreizung bezeichnet.

Kontrastanhebung: Die Gradationskurve des digitalen Systems wird verändert. Niedrige Grauwerte werden abgesenkt, im Mittelteil der Kurve wird der Grauwert angehoben, im oberen Teil der Kurve wieder abgesenkt. Im Mittelteil ergibt sich dadurch die gewünschte Kontrastanhebung.

Vergrößerte „Zoom"-Darstellung: Der Grauwert eines einzelnen Pixels wird jeweils mehreren, z. B. 3 weiteren Pixeln zugeordnet. Aus dem 1-Pixel-Bild wird ein 4-Pixel-Bild, es entsteht ein vierfach vergrößerter Bildausschnitt.

Durch die Vergrößerung ergeben sich keine zusätzlichen Detailinformationen. Details sind jedoch wie bei der Lupenbetrachtung eines Analogbildes bei Zoomtechnik besser zu erkennen.

8.5.1
Digitales Röntgen

Die Vorteile digitaler Technik sind offensichtlich.
- Durch die Möglichkeiten der elektronischen Bildbearbeitung sind die Aufnahmen besser interpretierbar.
- Die Strahlenbelastung für Patient und Arzt wird deutlich reduziert.
- Filme, Chemikalien und deren Entsorgung sind nicht mehr erforderlich. Eine Dunkelkammer ist entbehrlich.
- Die Archivierung auf elektronischen Datenträgern erfolgt schnell und ohne Fehlerquellen.
- Mit Hilfe eines Videoprinters können Papierausdrucke mit hoher Auflösung in beliebiger Anzahl gefertigt werden.

Es ist daher nicht verwunderlich, daß digitale Röntgentechniken in den letzten Jahren auch zunehmend Eingang in zahnärztliche Praxen gefunden haben.

Das erste praxisreife digitale System für Zahnröntgenaufnahmen, die **Radiovisiographie,** wurde von der Firma Trophy/Frankreich entwickelt und 1989 auch in der Bundesrepublik Deutschland getestet.

Bei der Einführung des Systems gab es mit der Archivierung noch Probleme, da ausreichende Datenspeicher noch kaum vorhanden waren. Gegebenenfalls mußten Thermodruckeraufzeichnungen oder Photos vom Monitorbild hergestellt werden.

Zwischenzeitlich sind von verschiedenen Firmen weitere, ebenfalls praxisreife Systeme entwickelt worden. Einen Überblick über die in der Bundesrepublik angebotenen Systeme gibt Tabelle 8-1. Besondere Aufmerksamkeit verdient das „Sidexis"-System der Firma Siemens, das außer Einzelzahnaufnahmen mit den entsprechenden Apparaturen – Orthophos DS bzw. Orthophos DS CEPH – Panoramaschichtaufnahmen und Fernröntgenaufnahmen in digitaler Technik ermöglicht.

Die Einstelltechnik erfolgt bei allen intraoralen Aufnahmen nach den bekannten Regeln der Halb- oder Rechtwinkeltechnik. Dabei sind die Abmessungen des Sensors zu berücksichtigen. Wer jahrelang mit Mundfilmen gearbeitet hat, wird vorzugsweise zur Speicherfolie (Dicke 1,6 mm) greifen. Allerdings kommt es bei Verwendung solcher Speicherfolien leicht zu Verbiegungen in der Bildauffangebene, was die Bildauswertung sehr erschwert. Die in einen Kunststoffblock eingelassenen Sensoren dagegen gewährleisten die Projektion in eine Ebene. Allerdings ist ihre Handhabung wegen der unterschiedlichen Abmessungen (s. Tab. 8.1) schwieriger. Das Problem der Sensorfixierung durch Haltersysteme in der Mundhöhle ist noch nicht optimal gelöst.

Die freihändige Koordination von Tubus und Sensor sollte man aber unterlassen, sie führt häufig zu unbefriedigenden Ergebnissen. Insbesondere gilt, daß auch das mit digitaler Technik erreichbare Ergebnis von der Sorgfalt der Einstelltechnik abhängt. Ein durch Schrägprojektion und/oder Verbiegung der Speicherfolie verzerrtes Bild ist auch durch die Bildverarbeitung nicht zu verbessern.

8.5.2
Computertomographie

Die Computertomographie ist ein Schichtaufnahmeverfahren, das durch digitale Datenverarbeitungstechniken erst ermöglicht wurde.

Das Prinzip der Computertomographie wurde 1972 von C. N. HOUNSFIELD und J. A. AMBROSE beschrieben.

Ein feingebündelter Nadelstrahl eines um den Körper rotierenden Strahlers durchsetzt die Gewebe einer transversalen Körperschicht. Die Absorption des Strahlers wird über einen gegenüberliegenden Detektor gemessen. Aus den jeweils einfallenden Dosiswerten können die den einzelnen Bildpunkten zuzuordnenden Absorpti-

8.5 Digitales Röntgenbild

Tabelle 8-1 (Übersicht): Für die Zahnheilkunde angebotene digitale Aufnahmesysteme

Anwendungsbereich	Hersteller/System Aktive Fläche/Tiefe	Prinzip Sensor	Auflösung Matrix Pixelgröße	Lp/mm	Hauptspeicher/Festplatte Betriebssystem
Intraorale Einzelzahnaufnahmen	Gendex/Digora 30 x 40 x 1,6 mm 21 x 30 x 1,6 mm	Speicherfolie	— 71 x 71 µm	6	8 MB/540 MB MS-DOS 6.2
	Gendex Visualix 18 x 24 x 5,5 mm	CCD Sensor	288 x 384 Pix	8	4 MB /107 MB eigene Software
	New Tech/CDR 14,7 x 20,9 x 6 mm 25,2 x 36,5 x 6 mm	CDR Sensor	340 x 480 Pix	9–10	8 MB/500 MB MS-DOS 6.2
	Siemens/Sidexis 18,4 x 29,6 mm	CCD Sensor	410 x 658 Pix	11	8 MB/340 MB MS-DOS 6.2
	Trophy/RVG/Jet 18,2 x 27,5 x 11,7 mm	CCD Sensor	340 x 480 Pix	11	eigene Software
	Trophy/RVG/... 20 x 30 x 7 mm	CCD Sensor	512 x 768 Pix	12	8 MB/500 MB MS-DOS
Panoramaschicht- aufnahme	Siemens/Sidexis Orthophos DS 138 x 5,9 mm	rotierender Zeilensensor (Schlitzblende)	90 µm x 90 µm	ca. 2,5	8 MB/340 MB MS-DOS 6.2
Fernröntgenaufnahme	Siemens/Sidexis Orthopus DS Ceph 184 x 5,9 mm	rotierender Zeilensensor (Schlitzblende)	90 µm x 90 µm	ca. 2,5	8 MB/340 MB MS-DOS 6.2

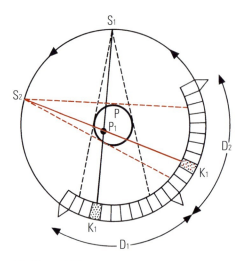

Abbildung 8-2: Prinzip der Computerthomographie. Strahler (S) und Detektorensystem (D) bewegen sich um den Patienten (P). Die Absorptionswerte für die einzelnen Objektpunkte werden für die jeweilige Position und Projektionsrichtung ermittelt.
S_1, S_2/D_1, D_2 Stellung von Strahler und Detektorkranz. In Position 1 und 2 werden Absorptionswerte für P registriert.

onswerte errechnet und visualisiert werden.

Bei modernen Computertomographen wurde das Nadelstrahl-Eindetektorensystem durch das Flächenstrahlprinzip ersetzt. Um den Patienten rotiert der mit dem Strahler fest verbundene Detektorbogen. Aus jeder Strahlposition ergeben sich dabei, abhängig von der Anzahl der Detektoren, gleichzeitig über 1000 Meßwerte, die für die rechnerische Rekonstruktion des Computertomogramms verwendet werden.

Bei der Computertomographie handelt es sich somit nicht um eine Schichtaufnahme nach der Verwischungstechnik, obwohl sich auch hier Strahler- und Bildempfänger um den Kopf des Patienten bewegen.

Durch immer neue Softwareprogramme werden die Möglichkeiten der Computertomographie ständig erweitert. Schon heute können so beliebig gekrümmte Schichten oder auch dreidimensionale Ansichten und Oberflächenrekonstruktionen berechnet werden.

Computertomographische Untersuchungen werden auch bei Fragestellungen über Erkrankungen im Kiefer-Gesichtsbereich, insbesondere bei Tumoren und tiefliegenden Frakturen, durchgeführt. Sie sind jedoch den entsprechenden Fachkliniken und den Radiologen vorbehalten.

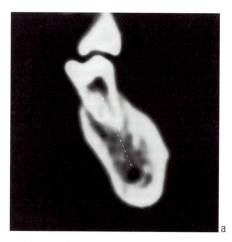
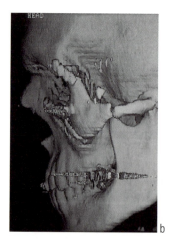

Abbildung 8-3:
a) Comutertomographische Darstellung. Unterkiefer quer auf Höhe der Sechsjahrmolaren
b) 3D- Comuterdarstellung einer Jochbogen/Jochbein-Impressionstrümmerfraktur

Die Strahlenbelastung durch computertomographische Untersuchungen ist nicht unerheblich.

Neuere Schätzungen gehen davon aus, daß an die 50 % der medizinischen Strahlenexposition auf computertomographische Untersuchungen zurückzuführen sind. Das entspricht einer mittleren Expositionsdosis von 300 mSv pro Einwohner und Jahr.

8.6 Bildgebende Verfahren ohne Röntgenstrahlung

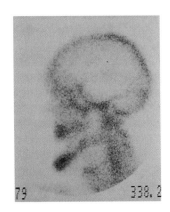

Abbildung 8-4: Szintigramm Schädel. Erhöhte Radioaktivität im Bereich eines Kinn-Mundboden-Karzinoms.

In der Medizin werden noch andere Verfahren, die auf dem Einsatz von Strahlen und Wellen beruhen, für das Erkennen von Krankheiten und für die morphologische und auch funktionelle Diagnostik eingesetzt. Im einzelnen sind dies:

8.6.1 Sonographie

Hierbei werden die Reflexe transversaler Ultraschallwellen zur Bildgebung ausgenutzt. Am bekanntesten ist das Verfahren zu Untersuchungen während der Schwangerschaft.

8.6.2 Thermographie

Hier wird die unterschiedliche Abgabe von Wärme/Infrarotstrahlen aus den verschiedenen Körperbereichen ausgewertet.

8.6.3 Szintigraphie

Die Szintigraphie eignet sich für die Beurteilung und Differenzierung normaler und pathologischer Gewebeaktivitäten bei veränderten Wachstums- und/oder Entzündungsprozessen. Bei der Szintigraphie werden organspezifische radioaktive Substanzen in die Blutbahn injiziert, die sich im veränderten Gewebe entsprechend anreichern. Die aus der den Prozeß bedeckenden Haut austretende radioaktive Strahlung wird mit einem Meßkopf abgetastet und über den Rechner zu einer graphischen Darstellung verarbeitet.

8.6.4 Magnetresonanztomographie (Kernspintomographie)

Für die Bildgewinnung nach diesem Verfahren werden keine ionisierenden Strahlen benötigt. Bei der Kernspintomographie wird der Effekt der „Kernresonanz" ausgenutzt. Atomkerne, die eine ungerade Protonen-/Neutronenzahl aufweisen, wie H-, N- oder P-Atome, besitzen einen Eigendrehimpuls (Spin). Sie bewegen sich wie ein rotierender Kreisel. Die Kreiselachsen sind statistisch in alle Raumrichtungen verteilt. In einem Magnetfeld richten sich die Kreiselachsen jedoch entlang den Feldlinien aus. Durch die Einstrahlung von Hochfrequenzenergie wird die Ausrichtung der Kreiselachsen „gekippt". Mit Beendigung der Einstrahlung der Hochfre-

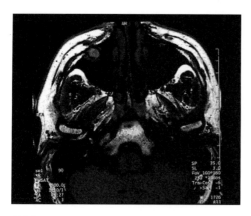

Abbildung 8-5: Kernspintomographische Darstellung. Horizontalschnitt durch den Schädel auf Höhe der Kiefergelenkkondylen.

Gewebekontraste sind durch die Magnetresonanztomographie noch besser darzustellen als im Computertomogramm. Insbesondere verspricht man sich bei der Darstellung des Kiefergelenkes und des Diskus bessere Ergebnisse.

Die Indikation zu solchen Untersuchungen im Kiefer-Gesichtsbereich ist nur in seltenen Ausnahmefällen zu stellen.

quenzenergie kehren die Atome in ihre Ausgangsposition zurück. Während dieser Rückstellbewegung werden elektromagnetische Induktionsfelder erzeugt, die über Empfängerspulen aufgefangen werden. Somit kann die Zeit der Rückstellung bestimmt werden.

Die Rückstellungszeiten der Wasserstoffkerne in ihre Ausgangslage sind von den molekularen Bindungskräften abhängig und für definierte Substanzen nicht veränderlich. Somit gehen je nach Wassergehalt von den Geweben und Organen des Körpers typische Induktionssignale aus, die entsprechend ihrer Dauer vom Computer in Hell-Dunkel-Signale, d. h. Magnetresonanzbilder, umgewandelt werden.

Das Magnetresonanztomogramm zeichnet somit ein Bild der Verteilung und chemischen Einbindung der Wasserstoffatome in Geweben und Organen auf. Knochen, insbesondere Zähne mit geringem Wassergehalt, geben kaum Signale ab, sie werden dunkel. Weichteile, Knorpel, Bänder, Muskeln und Gewebsneubildungen werden in entsprechenden Helligkeitsabstufungen wiedergegeben.

9 Film und Filmverarbeitung

9.1 Röntgenfilm

Der Röntgenfilm ist aus 7 Schichten aufgebaut. In der Mitte befindet sich der Schichtträger aus unbrennbarer Zelluloseazetatfolie (Sicherheitsfilm). Man unterscheidet allgemein „Klarsichtfilme" und „Blaufilme". Bei den Klarsichtfilmen bleibt die Trägerschicht ohne Farbzusätze, bei den Blaufilmen wird sie blau eingefärbt.

Die Haftschicht beidseits der Trägerschicht hat die Aufgabe, die lichtempfindliche Emulsionsschicht fest mit der Trägerschicht zu verbinden.

Die lichtempfindliche Emulsionsschicht besteht aus kleinen Silberbromidkristallen, die in Gelatinemasse eingebettet sind.

Die äußere Schutzschicht – eine besonders präparierte Gelatineschicht – schützt die lichtempfindliche Emulsion vor Einflüssen von außen.

9.2 Filmmaterial

In der zahnärztlichen Praxis werden insbesondere einzelverpackte Filme für intraorale Aufnahmen (folienlose Dentalfilme) und Filme für extraorale Aufnahmen in Verbindung mit Kassetten und Verstärkerfolien (Folienfilme) benötigt. Extraorale Aufnahmen mit einzelverpackten folienlosen Filmen sollten nicht mehr hergestellt werden.

Filme und Folien sind vom Hersteller so abgestimmt, daß sich spektrale Lichtemissionsfolie und spektrale Empfindlichkeit

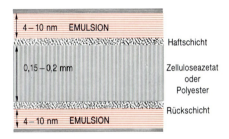

Abbildung 9-1: Aufbau eines doppelt beschichteten Röntgenfilmes

des Filmmaterials entsprechen. Dies wird durch den Zusatz von Aktivatoren zu den Leuchtstoffen und von Lichtsensibilisatoren zur Filmemulsion erreicht.

Im herkömmlichen Röntgenfilm sind die Silber- bzw. Bromionen in Kristallgitterstruktur angeordnet. Die einzelnen Kristalle haben unterschiedliche, unregelmäßige Formen und Größen. Die Emulsion der neuerdings empfohlenen T-Grain-Filme wird von besonders flachen, gleichmäßiger verteilten AgBr-Kristallen mit großer Oberfläche und hoher Lichtabsorptionsfähigkeit gebildet.

Dentalfilme sind beidseitig beschichtet und für die Belichtung mit reiner Röntgenstrahlung vorgesehen (Abb. 9-1).

Die am häufigsten gebrauchten Filmformate sowie ihr Anwendungsbereich und die verschiedenen Filmempfindlichkeiten sind in den nachstehenden Tabellen 9-1 und 9-2 angegeben.

Die Mundfilme werden auch in Doppelfilmpackungen geliefert. Die Hülle des Dentalfilms besteht aus feuchtigkeitsab-

Tabelle 9-1: Filmempfindlichkeit einzelverpackter Mundfilme

Filmsorten	Normal/ Slow Speed Group B	Mittel/ Med Speed Group C	Höchst/ Super Speed Group D	Extrem Speed Group E/F
Belichtungsfaktor	1	0,5	0,25	0,15

stoßendem Material. Die Ecken und Ränder sind abgerundet. Der Film selbst liegt zwischen schwarzem Papier. An der Rückseite befindet sich eine geprägte Metallfolie, um den Einfall von Streustrahlung auf den Film zu vermeiden. Die Rückseite des Filmes ist durch den Aufdruck: „Von der anderen Seite belichten" gekennzeichnet.

Ein kleiner Kreis zeigt die Lage der Filmmarkierung an. Hier ist eine kleine Delle in den Film eingeprägt bzw. dessen Ecke abgeschnitten. Der fertige Film kann mit diesen Orientierungshilfen leicht zugeordnet werden.

Folienfilme für extraorale Aufnahmen sind ebenfalls beidseitig mit einer lichtempfindlichen Emulsion beschichtet. Sie werden als Folienfilme für Handentwicklung, für Hand- oder Maschinenentwicklung bis 3½ min oder für reine Maschinenentwicklung bis zu 90 s in Mehrfachpackungen geliefert.

Wie die Filmkassetten und Verstärkerfolien sind diese Filme in zahlreichen normierten Größen von 13 x 18 bis 35 x 43 cm erhältlich. Bei der Filmauswahl sollte man auch die Eigenschaften der vorhandenen Verstärkerfolien und die Chemikalien für die Filmbearbeitung berücksichtigen. Optimale Ergebnisse sind nur dann zu erwarten, wenn man die diesbezüglichen Vorschläge der Herstellerfirmen befolgt.

In der Regel werden für extraorale Aufnahmen in der zahnärztlichen Praxis nur höchstempfindliche Filme (Cronex 2, Cronex 4, Kodak X-OMAD RW DF 75, Agfadentus RP 5 FW) in Verbindung mit hoch- und höchstverstärkenden Folien benutzt.

Tabelle 9-2: Intraorale Aufnahmen: Filmformate und Anwendung

Hersteller	Format	Hersteller	Nr.	Format	Anwendung
Kodak Agfa-Gevaert u. a.	2 x 3 cm	Kodak, Rinn u. a.	00 0 1	2,1 x 3,2 cm 2,2 x 3,5 cm 2,4 x 4,0 cm	Kinder isolierte Darstellung einzelner Zähne
	3 x 4 cm		2 3	3,2 x 4,1 cm 2,7 x 5,4 cm	Standardformate
	4 x 5 cm		4	5,7 x 7,6 cm	Erwachsene, UK Seitenzahnbereich, OK Übersichtsaufnahme, OK Molaren

9.3
Aufbewahrung und Vorratshaltung

Die Röntgenfilme werden vor der Belichtung in einer Bleikassette aufbewahrt und mit einer Pinzette daraus entnommen. Nach der Belichtung kommen die Filme aus der Mundhöhle des Patienten in eine Prothesenschale, die außerhalb des Röntgenraumes abgelegt wird.

Anschließend werden alle Filme eines Patienten in einem Arbeitsgang entwickelt. Dabei ist zu beachten, daß alle Filme, die in die Mundhöhle des Patienten eingebracht waren, speichelbenetzt, d. h. möglicherweise mit infektiösem Material kontaminiert sind. Es ist daher zweckmäßig, alle Filme und die Hände vor dem Auspacken entsprechend zu desinfizieren. Diese Forderung ist besonders gut bei Filmen, die in Kunststoffpackungen eingeschweißt sind, möglich.

Bei intraoralen Aufnahmen sind nach den Unfallverhütungsvorschriften Handschuhe zu tragen.

Vorratshaltung: Röntgenfilme sollten nicht länger als 6 Monate eingelagert werden. Die Vorräte werden am besten bei 20 °C und 50 % Luftfeuchtigkeit aufbewahrt. Wenn das Verfallsdatum auf der Filmpackung nicht angegeben ist, so wird zweckmäßigerweise das Datum der Filmanlieferung notiert.

9.4
Beschriftung des Röntgenfilmes

Zu jeder Röntgenaufnahme gehört ein Protokoll. Es enthält: Registriernummer, Personalien des Patienten, Datum der Aufnahme, Belichtungsdaten, dargestellte Gegend, Praxis, in der die Aufnahme hergestellt wurde. Das Protokoll kann unabhängig vom Film aufbewahrt werden. Um Verwechslungen zu vermeiden, muß jeder Film zunächst exakt gekennzeichnet werden. Dies kann auf verschiedene Arten geschehen:
- Die Anfangsbuchstaben des Patientennamens oder die Registriernummer werden in Form von kleinen Metallbuchstaben auf den Film gesteckt und bei der Belichtung auf den Film übertragen, oder
- der belichtete Film wird nach dem Auspacken mit einem weichen Bleistift beschriftet, oder
- der Film wird mit einer Markierungsstanze gekennzeichnet, oder
- der Film wird nach dem Trocknen mit weißer Tusche beschriftet;
- großformatige Filme können mit einem „Aufbelichtungsgerät" gekennzeichnet werden.

Ist der Röntgenfilm entwickelt und getrocknet, muß er so aufbewahrt werden, daß er jederzeit auffindbar ist und daß die Daten des Protokolls verfügbar sind.

9.5
Ausarbeitung des Filmes in der Dunkelkammer von Hand

9.5.1
Entwickeln

Der Entwickler besteht aus: Reduktionsmitteln, Beschleunigungsmitteln, Oxidationshemmern und Antischleiermitteln. Seine eigentliche Aufgabe ist es, den bei der Belichtung eingeleiteten Reduktionsprozeß zu verstärken und zu Ende zu führen. Die notwendige Entwicklungszeit ist von der Entwicklertemperatur abhängig. In der Regel wird bei einer Temperatur von 20 °C 5 min entwickelt.

Tabelle 9-3: Temperatur und Entwicklungszeit

Temperatur (°C)	Entwicklungszeit (min)
18 °C	7,15
20 °C	5
22 °C	4
24 °C	3,15

Praktisches Vorgehen:
- Temperatur des Entwicklers messen, auf 20 °C einregulieren, Entwicklungszeit auf Kontrolluhr einstellen (bei 20° C 5 min).
- Film im Entwickler öfters heben und senken, damit Luftbläschen an der Filmoberfläche beseitigt werden.
- Der Entwicklungsvorgang kann in der Dunkelkammer kontrolliert werden. Hierzu wird der Film nach einer Minute kurz aus dem Entwickler genommen und in einem Abstand von mindestens 60 cm schräg zum auffallenden Dunkelkammerlicht betrachtet.
- Richtig belichtete Filme weisen erste Anzeichen von Schwärzung auf; nach vorgeschriebener Zeit weiterentwickeln.
- Überbelichtete Filme haben schon einen beachtlichen Schwärzungsgrad; Entwicklung vorzeitig abbrechen.
- Unterbelichtete Filme zeigen noch keine Schwärzungsspuren; nach Sicht länger entwickeln.
- Über- oder unterbelichtete Filme zeigen immer eine schlechtere Bildqualität.

Durch die chemischen Vorgänge, die bei der Entwicklung stattfinden, erschöpft sich der Entwickler langsam. Auch werden trotz des guten Abschüttelns immer kleine Entwicklermengen in den Behälter zur Zwischenwässerung verschleppt. Diese Verluste müssen ständig durch Zugabe von Regeneratorlösung (konzentriertere Entwicklerlösung) ausgeglichen werden. In regelmäßigen Abständen sind alle Bäder neu anzusetzen.

9.5.2
Zwischenwässern

Die Aufgabe der Zwischenwässerung ist es, die Entwicklerreste an der Filmoberfläche oder in der Emulsionsschicht zu entfernen. Dies ist wichtig, weil sonst das Fixiermittel durch den Entwickler chemisch geschädigt, d. h. durch Neutralisation unwirksam gemacht würde.

Praktisches Vorgehen:
- Um Veränderungen am Filmmaterial, insbesondere Schrumpfungen, zu verhindern, soll die Temperatur bei der Zwischenwässerung der Entwicklertemperatur entsprechen.
- Dauer der Zwischenwässerung 20-30 s.
- Durch chemische Zusätze kann der Entwicklungsvorgang beim Zwischenwässern sofort unterbrochen werden.

9.5.3
Fixieren

Durch Fixieren wird das Röntgenbild haltbar gemacht. Das noch nicht reduzierte Silberbromid wird aus der Emulsionsschicht herausgelöst. Dies muß gründlich und vollständig geschehen, weil sonst das Bild nachdunkelt.

Die Fixierlösung enthält verschiedene Substanzen:
- das eigentliche Fixier- oder Klärmittel, welches noch vorhandenes Silberbromid in Form von Komplexsalzen bindet und aus dem Film löst,
- den Härter, der eine Oberflächenhärtung des Filmes bewirkt,
- das Stabilisierungsmittel, das eine vorzeitige Zersetzung des Fixiermittels verhindert.

Praktisches Vorgehen:
- Die Temperatur beim Fixieren soll der beim Entwickeln entsprechen.
- Die Fixierzeit sollte gut bemessen (3 x Entwicklungszeit), jedoch nicht zu lange

sein, da die Filme bei zu langem Fixieren ausbleichen.
- Die Filme dürfen niemals länger als 1 Stunde im Fixierbad bleiben.
- In erschöpften Fixierbadlösungen geht der Entwicklungsprozeß weiter, zum Fixieren ist dann längere Zeit erforderlich.
- Durch den Entwickler, der in das Fixierbad verschleppt wurde, wird die Fixierlösung abgeschwächt.
- Ungenügend fixierte Bilder dunkeln nach.
- Ist die Fixierlösung erschöpft, was durch Zunahme des Säuregehalts feststellbar ist (Messen mit pH-Papier), kann sie vorübergehend regeneriert werden. Ein Teil der verbrauchten Lösung wird durch Hinzugabe neuer Chemikalien ersetzt.

9.5.4 Endwässern und Trocknen

Alle in den Film eingedrungenen oder noch an ihm haftenden Chemikalien müssen bei der Endwässerung beseitigt werden. Dies wird durch einen genügenden Austausch von ständig fließendem Wasser erreicht.

Praktisches Vorgehen:
- Die Endwässerungstemperatur kann zwischen 20 und 25 °C liegen.
- Wässerungszeit im Normalfall zwischen 20 und 30 Minuten, nicht zu früh abbrechen, eher länger wässern.
- Die Filme – am besten unter bewegter Warmluft (Trockenschrank) – trocknen lassen.

9.6 Maschinelle Filmverarbeitung

Bei den Entwicklungsmaschinen werden die Filme mit konstanter Geschwindigkeit durch die einzelnen Bäder- und Wassertanks transportiert. Die dabei stattfindenden chemischen Entwicklungs-, Fixier- und Wässerungsvorgänge sind dieselben wie bei der Handentwicklung (siehe 9.5). Es gibt Geräte, welche die herkömmlichen Dunkelkammern ersetzen: Clarimat®, Procomat, Dürr-Entwicklungsmaschine (Abb. 5-10, 5-11).

Vor Inbetriebnahme ist die Bedienungsanleitung sorgfältig zu lesen und einzuhalten. Abgesehen von gerätespezifischen Merkmalen sind folgende allgemeine Hinweise zu beachten:

Besitzt die Entwicklungsmaschine kein eigenes Regenerierungssystem, bei dem die Regeneratormengen den einzelnen Vorratstanks automatisch zugeführt werden, gehört es zur Aufgabe der Helferin, für rechtzeitige Erneuerung der Lösungen zu sorgen.

Zur Regenerierung des Entwicklers werden hochkonzentrierte Entwicklerlösungen ohne Kaliumbromidzusatz verwendet. Für die Ausarbeitung von 30 Orthopantomogrammen benötigen wir etwa 1 Liter Regeneratorlösung.

Auch die Fixierlösung wird ständig verbraucht. Dabei verringert sich der Säuregrad. Steigt der pH-Wert auf über 4,8 an, so flockt das Härtemittel aus, wodurch ein dichroitischer Schleier auf dem Film hervorgerufen werden kann. Die Aufnahmen erscheinen dann zunächst gelb-bräunlich verfärbt, zeigen später einen metallischen Schimmer. Verbrauchte Fixierlösung wird nach Bedarf durch frisch angesetzte Lösung ersetzt.

Neben diesen allgemeinen Richtwerten für die einzelnen Geräte wird das „Wann" und „Wie-oft" von dem Einsatz, d. h. der

Häufigkeit der Verwendung des Gerätes abhängen. Beim Um- oder Einfüllen von Lösungen oder beim Ausgießen der Tanks ist auf größte Sauberkeit zu achten. Die Lösungen dürfen weder vertauscht noch verunreinigt werden.

Seit einigen Jahren werden Röntgenfilme angeboten, die auch bei Tageslicht zu entwickeln sind. Sie haben sich jedoch nicht durchsetzen können.

9.7 Abschwächen/Verstärken

Zu dunkle, überbelichtete Filmnegative, die auch mit Hilfe einer starken Lichtquelle nicht gut zu beurteilen sind, können aufgehellt werden.

Das zur Herstellung der Aufhellerlösung notwendige Salz ist im Fotohandel erhältlich. Man kann die Lösung auch selbst ansetzen:

- 10 g rotes Blutlaugensalz werden in 100 ml Wasser aufgelöst (Lösung A).
- 100 g Fixiersalz werden in 100 ml Wasser aufgelöst (Lösung B).
- Unmittelbar vor dem Abschwächen mischt man 10 ml der Lösung B und 30 ml der Lösung A in einer Entwicklerschale.

Der aufzuhellende Film wird an einer Klemme befestigt und im Aufhellerbad hin und her bewegt, bis die erwünschte Aufhellung erreicht ist. Anschließend muß der Film nochmals gut gewässert und dann getrocknet werden.

Unterbelichtete, ausfixierte und nicht wiederholbare Aufnahmen könnten mit entsprechenden Verstärkerlösungen (Sublimat und Kaliumbromid) verbessert werden. Das Verfahren wird jedoch nur äußerst selten und in der zahnärztlichen Praxis (Sublimat ist ein starkes Gift) nie angewendet.

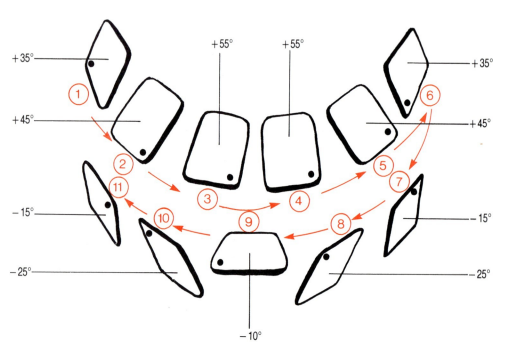

Abbildung 9-2: Lage der Filme in der Mundhöhle und Neigung des Zentralstrahles beim Mundfilmstatus (11 Aufnahmen). Beachte die Lage der Filmmarkierung. Bei Bedarf sind weitere Aufnahmen anzufertigen.

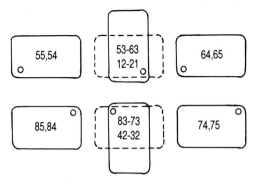

Abbildung 9-3: Anordnung der Filme (Aufbißtechnik) für Mundfilmstatus bei Kindern.

Wird der Film bei der Aufnahme so in die Mundhöhle eingelegt, daß der Markierungspunkt immer okklusal liegt (Abb. 9-2 und 9-3), so finden wir die markierte Stelle

– bei den Molaren des rechten Ober- und des linken Unterkiefers distal,
– bei den Molaren des linken Ober- und des rechten Unterkiefers mesial,
– bei Front- und Eckzähnen des rechten Ober- und linken Unterkiefers an der mesialen Filmkante,
– bei den Front- und Eckzähnen des linken Ober- und rechten Unterkiefers an der distalen Filmkante.

9.8 Montieren der Röntgenbilder

Die Mundfilme werden zweckmäßigerweise in einem Karteirahmen montiert. Dies bietet den Vorteil, daß die Aufnahmen in anatomischer Anordnung befundet werden können. Das Aufziehen der Bilder ist einfach, die Lokalisation ergibt sich aus der immer gleichartigen Anordnung des Markierungspunktes in den einzelnen Kieferquadranten.

10
Maßnahmen zur Qualitätssicherung

Nur ein qualitativ einwandfreies Röntgenbild läßt sich entsprechend auswerten. Die Qualität der Röntgenaufnahmen kann durch zahlreiche Faktoren negativ beeinflußt werden.

In diesem Zusammenhang ist einmal an Mängel im apparativ-technischen Bereich des bilderzeugenden Systems zu denken, die aber nur sehr selten auftreten. Viel häufiger sind Fehler, die bei der Herstellung des Bildes gemacht werden, und zwar bei der Einstelltechnik, bei der Belichtung und schließlich in der Dunkelkammer.

Es ist daher selbstverständlich, daß der Zahnarzt alle anfallenden Röntgenbilder zunächst überprüft, ob sie die bildtechnischen Qualitätsforderungen erfüllen. Erst danach wird er die Aufnahmen analysieren und interpretieren.

Die Röntgenverordnung (§ 16) verlangt darüber hinaus vom Betreiber einer Röntgeneinrichtung nachfolgend behandelte Maßnahmen zur Qualitätssicherung.
- Abnahmeprüfung
- Sachverständigenprüfung
- Konstanzprüfung
- Beratung durch zahnärztliche Stelle

10.1 Konventionelles Röntgen

10.1.1 Abnahmeprüfung

Sinn der Abnahmeprüfung ist es, zu gewährleisten, daß alle Röntgeneinrichtungen, bevor sie in Betrieb genommen werden, technisch einwandfrei arbeiten und bei möglichst geringer Strahlenexposition des Patienten ein qualitativ einwandfreies Röntgenbild liefern.

Vor der Inbetriebnahme bzw. Wiederinbetriebnahme und nach wesentlichen Veränderungen der Röntgeneinrichtung, die die Bildqualität beeinflussen können (Reparatur, Austausch von Teilen oder Neujustierung), müssen die für das Erreichen einer bestimmten Bildqualität erforderlichen Kriterien festgelegt und schriftlich aufgezeichnet werden. Dies geschieht bei der Abnahmeprüfung in der Regel durch den Hersteller vor der Übergabe an den Betreiber. Durch Vergleich der bei der Abnahmeprüfung geschaffenen Unterlagen (auch Aufnahmen von Prüfkörpern) mit später gewonnenen Ergebnissen kann beurteilt werden, ob die Röntgenanlage noch einwandfrei arbeitet, so daß bei möglichst geringer Strahlenbelastung gut auswertbare Röntgenaufnahmen gewonnen werden. Über die Abnahmeprüfung müssen Aufzeichnungen gemacht werden, die 10 Jahre lang aufzubewahren sind.

In Abb. 10-1 ist das Muster eines Prüfberichtes zur Abnahmeprüfung einer zahnärztlichen Röntgeneinrichtung nach Art einer Checkliste wiedergegeben. Nach einer orientierenden Sicht- und Funktionsprüfung werden vom Prüfer die Soll- und die tatsächlichen am Gerät bestimmten Ist-Werte der Standarddaten eingetragen. Die „Soll-Standarddaten" – Röhrenspannung, Dosis, Eigenfilterung, Zentrierung, Feldgröße, Tubuslänge und Schaltzeit – sind

Abbildung 10-1: Muster eines Prüfberichtes zur Abnahmeprüfung durch den Hersteller oder Lieferanten nach DIN 6868 Teil 51

10.1 Konventionelles Röntgen

Betreiber:				
			Röntgenstrahler Serien-Nr.: _____	
_____			Röntgenröhre Serien-Nr.: _____	
_____			Steuereinheit Serien-Nr. _____	
_____				

Prüfungen	Meßwert		Prüfmittel/Prüfkriterien für	
	SOLL	IST	Sollwert	Istwert
Röhrenspannung	___ kV ± 10%	___ kV	Standarddatenblatt, Netzspannung 220 V	Meßgerät _____ ggf. Netzspannung ___ V
Dosis	___ mGy ± 30%	___ mGy	nach Standarddatenblatt, Belichtungszeit: ___ s Netzspannung 220 V	Meßgerät _____ Belichtungszeit: ___ s ggf. Netzspannung ___ V
Eigenfilterung	___ mmAl	___ mmAl	nach Standarddatenblatt	Angabe auf Typenschild
Zentrierung Abweichung	___ mm	___ mm	nach Standarddatenblatt	Testfilm
Feldgröße intraoral:	___ mm	___ mm	nach Standarddatenblatt	Testfilm
Panorama und Fernröntgen:			umlaufend unbelichteter Rand	umlaufend unbel. Rand ☐
Abstand Fokus – Tubusende	___ mm	___ mm	nach Standarddatenblatt	Maßband
Schaltzeit nur SK 150 Orthoceph u. Paloceph SH	___ s	___ s	nach Standarddatenblatt	Meßgerät _____ ggf. Netzspannung ___ V
Sicht- und Funktionsprüfung			▶ keine sichtbaren Mängel ☐ ▶ Funktion bestimmungsgemäß ☐ ▶ bei OP5/10/S: Lichtvisier in Ordnung ☐	
Filmverarbeitung, Kassetten			▶ Entwicklertemperatur ___ °C ▶ Chemikalienansatz vor drei Tagen ☐ ▶ Kassetten ohne Fehler ☐ ▶ Verstärkungsfolien ohne Fehler ☐	
Primär- und Sekundärblende	gemäß Montageanleitung		geprüft und in Ordnung ☐	
Schichtlage	gemäß Montageanleitung		geprüft und in Ordnung ☐	
Gleichmäßigkeit des Umlaufs	gemäß Testfilm		▶ Schwärzungsstreifen parallel ☐ ▶ kein Höhenschlag ☐	
Bezugswerte für Konstanzprüfung	nach DIN 6868 Teil 5 Aufnahme mit Prüfkörper mittlere Stufe (1,2 + 0,2 D) nach Schwärzungsmaßstab ☐ Belichtungszeit ___ s			
Hersteller:	Dentaldepot:		Datum der Abnahmeprüfung: _____ Name des Prüfers: _____ Unterschrift: _____	

vom Hersteller vorgegeben und den Begleitpapieren zu entnehmen. In den Prüfbericht werden zweckmäßigerweise auch Angaben über die Filmverarbeitung, Entwicklertemperatur, verwendete Chemikalien, Kassetten und ggf. Filmfolienkombinationen eingetragen.

Bei Panoramaschichtgeräten wird außerdem die korrekte Montage der Primär- und Sekundärblende bzw. die Justierung des Primärstrahlenbündels, die Schichtlage sowie die Gleichmäßigkeit des Umlaufs kontrolliert und bestätigt.

Die für die Beurteilung von Fernröntgenaufnahmen oder Panoramaschichtaufnahmen erforderlichen Filmbetrachtungsgeräte sind hinsichtlich ihrer Leuchtdichte, Gleichmäßigkeit der Leuchtdichte und Einblendung der Betrachtungsfläche in die Abnahmeprüfung einzubeziehen. Erneute Überprüfung dieser Parameter erfolgt nach 5 Jahren.

Von besonderer Wichtigkeit ist der Teil des Protokolls, in dem die Bezugswerte für die anläßlich der Konstanzprüfung durchzuführenden Prüfkörperaufnahmen festgelegt sind.

Dem Zahnarzt wird empfohlen, sich davon zu überzeugen, daß die mittlere Schwärzungsstufe nicht nur im Toleranzbereich (Dichte 1–1,4) liegt, sondern möglichst exakt die optische Dichte 1,2 aufweist.

Die Einstellung erfolgt durch visuellen Vergleich mit entsprechend genormten Referenzfilmen.

10.1.2
Sachverständigenprüfung

Nach der Abnahmeprüfung darf die Röntgeneinrichtung in Betrieb genommen werden.

Die Ergebnisse der Abnahmeprüfung, Aufzeichnungen einschließlich Prüfkörperaufnahmen müssen jedoch zusätzlich von einem Sachverständigen – in der Regel TÜV – kontrolliert werden. Diese Überprüfung muß in Zeitabständen von längstens 5 Jahren wiederholt werden.

10.1.3
Konstanzprüfung

Es werden zwei Arten der Konstanzprüfung unterschieden:
- Konstanzprüfung der apparativen Einrichtung.
- Konstanzprüfung der Filmverarbeitung.

Sinn der Konstanzprüfung ist es, festzustellen, ob mit der Röntgeneinrichtung bei denselben Einstellungs- und Entwicklungsbedingungen, wie sie bei der Abnahmeprüfung festgelegt wurden, von demselben Objekt, einem normierten Prüfkörper, identische Bilder gewonnen werden. Veränderungen im bildgebenden System können mit Hilfe solcher Prüfkörperaufnahmen bei der Konstanzprüfung frühzeitig erkannt werden. Nach der Röntgenverordnung sind diese Konstanzprüfungen des bildgebenden Systems monatlich, bei bestimmten Voraussetzungen auf Antrag in dreimonatigen Abständen, vorzunehmen.

Veränderungen gegenüber dem Ausgangszustand sind insbesondere durch eine andere Lage und Ausdehnung des Nutzstrahlenfeldes, durch eine veränderte optische Dichte der auf den Prüfkörperaufnahmen dargestellten Streifen und schließlich durch Schleierbildung bedingt.

Über das Ergebnis der Konstanzprüfungen sind ebenfalls Aufzeichnungen zu führen, die 2 Jahre aufzubewahren sind und bei der zahnärztlichen Stelle, ggf. auch bei der aufsichtführenden Behörde vorgelegt werden müssen.

In den Durchführungsbestimmungen des Länderausschusses Röntgenverordnung wird neben der monatlichen Konstanzprüfung, d. h. außer der monatlichen Überprüfung des gesamten bildgebenden Systems, die wöchentliche Überprüfung der Filmverarbeitung gefordert.

Fachärzte für Mund- und Kieferchirurgie sind zur täglichen Überprüfung der Filmverarbeitung verpflichtet. Eine exakte Überprüfung der Filmverarbeitung ist nur möglich, wenn Prüfkörperaufnahmen mit einer stets gleichen Dosis derselben Strahlenqualität belichtet werden. Identische Filmbelichtungen können nur mit Hilfe eines Sensitometers erreicht werden. Da man vom Zahnarzt die Anschaffung eines solchen Gerätes nicht verlangen kann, wird empfohlen, die Überprüfung der Filmverarbeitung am ersten Arbeitstag nach dem Entwicklerwechsel bzw. zu Beginn jeder Arbeitswoche vorzunehmen.

Wird die Filmmarke (anderer Hersteller) unter Beibehaltung der Empfindlichkeitsklasse gewechselt, so ist eine überlappende Abnahmeprüfung erforderlich. Dabei werden 3 Prüfkörperaufnahmen der alten bzw. der neuen Marke verglichen. Der neue Ausgangszustand wird mit einem neuen Formblatt dokumentiert.

Die Konstanzprüfung selbst wird nach den Vorgaben der DIN-Norm 6868 Teil I durchgeführt. Dabei ist zu beachten, daß folienlose Zahnfilme und Folienfilme in Kombination mit Kassetten und Folien bei der Entwicklung unterschiedlich reagieren können. Die Ergebnisse der Konstanzprüfung, die mit einer bestimmten Filmsorte gewonnen wurden, dürfen daher nicht auf einen anderen Filmtyp übertragen werden.

In die monatliche Konstanzprüfung sind alle Einrichtungen, die die Bildqualität beeinflussen können, einzubeziehen. Die monatliche Konstanzprüfung muß für jeden Apparat, für jede Kassette und jede Film-Folien-Kombination, ebenso für alle verwendeten Filmtypen und für alle vorhandenen Entwicklungseinrichtungen gesondert erfolgen.

Wird der Filmtyp gewechselt, oder bei Änderungen der Verarbeitung, muß der Ausgangszustand neu festgelegt werden.

Über das Ergebnis der Konstanzprüfungen sind ebenfalls Aufzeichnungen zu führen, die 2 Jahre aufzubewahren und bei der zahnärztlichen Stelle, gegebenenfalls auch bei der aufsichtführenden Behörde vorzulegen sind.

Um die Ergebnisse der Konstanzprüfung zu erfassen und übersichtlich zu dokumentieren, wird nach DIN-Norm 6868 ein Formblatt empfohlen (Abb. 10-2).

10.1.4 Prüfkörperaufnahmen

Anläßlich der Abnahme und Sachverständigenprüfung sowie zur Festlegung des Ausgangszustandes und bei allen Konstanzprüfungen sind zum Vergleich mit dem Ausgangszustand unter identischen Bedingungen Prüfkörperaufnahmen herzustellen (Abb. 10-3).

Der Prüfkörper selbst besteht aus einem Stufenkeil, der die Röntgenstrahlung unterschiedlich schwächt. Er ist in einer Kassette untergebracht. Eine Justiereinrichtung am Prüfkörper garantiert, daß der Strahler in bezug zum Prüfkörper immer gleich positioniert ist. Eine Filmhaltevorrichtung gewährleistet, daß auch der Film stets an die gleiche Stelle in der Apparatur gelangt (Abb. 10-4, 10-5).

Durchdringt Röntgenstrahlung den Prüfkörper, so entstehen auf dem Film 3 unterschiedlich geschwärzte Streifen. Die Materialien und der Aufbau des Prüfkörpers sind so gewählt, daß die im Bereich zwischen 50 und 70 kV erzeugte Röntgenstrahlung vor dem Film wie von einem 0,35 mm starken Kupferfilter abgeschwächt wird. Die beiden zusätzlichen Stufen reduzieren die Strahlung jeweils um weitere 20 %.

Um festzustellen, inwieweit bei der Abnahmeprüfung und den Konstanzprüfungen tatsächlich identische Bilder entstanden sind, werden die sogenannten Kenngrößen miteinander verglichen.

Die Kenngrößen von Prüfkörperaufnahmen sind:

Prüfergebnisse Konstanzprüfung DIN 6868 Teil 5

Röntgeneinrichtung Arbeitsplatz Nr.
s. Röntgenanlagebuch Ziff. _____

Bei Abnahmeprüfung festgelegte Daten der Filmverarbeitung
s. Röntgenanlagebuch Ziff. _____

Jahr 19_____

Kalenderwoche ▷	1	2	3	4	5	6	7	8	9	10	11	12	13	14	15	16	17	18	19	20	21	22	23	24	25	26
Temp. des Entwicklers ▷																										
Dichte ▷																										
Nutzstrahlenfeld ▷																										
Entwickler neu ▷																										
Kalenderwoche ▷	27	28	29	30	31	32	33	34	35	36	37	38	39	40	41	42	43	44	45	46	47	48	49	50	51	52
Temp. des Entwicklers ▷																										
Dichte ▷																										
Nutzstrahlenfeld ▷																										
Entwickler neu ▷																										

Kennzeichnung der Ergebnisse:

○ im Toleranzbereich/Temp. wie festgelegt, Entwickler neu

+ außerhalb Toleranzbereich
Nutzstrahlenbündel zu groß
Bild zu dunkel
Temp. zu hoch

− außerhalb Toleranzbereich
Nutzstrahlenbündel zu klein
Bild zu hell
Temp. zu niedrig

Abbildung 10-2: Muster eines fortlaufenden Protokolls über monatlich/wöchentlich zur Überprüfung des bilderzeugenden Systems bzw. zur Kontrolle der Filmverarbeitung vorzunehmende Prüfaufnahmen

10.1 Konventionelles Röntgen

Daten der Filmverarbeitung

Abnahmeprüfung vom _____

Filmtyp: _____

Handentwicklung   ( ) Temp. Entw. 20°   Entw.-Zeit 5 min.

Entwickler _____

Fixierbad _____

Maschinenentwicklung   ( ) Temp. Entw. _____   Durchlaufzeit _____

Hersteller _____

Entwickler _____

Fixierbad _____

Regenerierlösung _____

Änderung zur Neufestlegung am _____

Abbildung 10-3: Anläßlich der Abnahmeprüfung aufzunehmendes Protokoll der für die Bilderzeugung verwendeten Daten.

- Lage und Ausdehnung des Nutzstrahlenfeldes,
- die optische Dichte (der Schwärzungsgrad) der auf den Aufnahmen sichtbaren Streifen des Stufenkeils,
- Schleier und Unterlage.

Praktisches Vorgehen
Dentalapparat mit Tubus:
- Den Prüffilm in das zur Aufnahme des Filmes vorgesehene Lager im Prüfkörper einführen, beschriftete Filmseite zum Tubus, Filmmarkierung nach außen.
- Tubus in die vorgesehene Halterung einsetzen, so daß der Zentralstrahl senkrecht auf die Oberfläche des Prüfkörpers trifft.
- Die Aufnahmen mit den bei der Abnahmeprüfung festgelegten Daten belichten und routinemäßig entwickeln.

Auswertung: Filme, wie in Abbildung 10-6 gezeigt, nebeneinander legen, Lage und Ausdehnung des Nutzstrahlenbündels sowie Dichte der Streifen visuell vergleichen. Zweckmäßig ist eine Betrachtungseinrichtung, deren nicht vom Film bedeckte Leuchtfläche mit verstellbaren Blenden oder einer Maske abgedeckt ist.

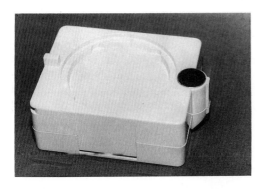

Abbildung 10-4: Der Prüfkörper entsprechend DIN-Vorschrift 6868 zur Herstellung der Prüfkörperaufnahmen anläßlich der Abnahme- und Konstanzprüfung.

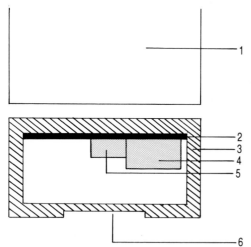

Abbildung 10-5: Aufbau des Prüfkörpers, Anordnung von Aufnahmetubus und Prüfkörper bei Prüfkörperaufnahmen.
1 Aufnahmetubus; 2 Kupferfolie (dahinter geringste Filmschwärzung); 3 Gehäuse des Prüfkörpers; 4 u. 5 Stufenkeil aus absorbierendem Material (hinter 4 stärkste, hinter 5 mittlere Schwärzung); 6 Filmhalterung

Der Scheitelpunkt der durch das Nutzstrahlenbündel geschwärzten Fläche darf höchstens ± 2 mm vom Ausgangsbild abweichen.

Der Unterschied zwischen der Dichte beider Filme darf höchstens 1 Dichtestufe (± 20 %) betragen, d. h., die Dichte des Mittelstreifens auf dem Testfilm darf nicht heller/dunkler sein als die äußeren Streifen des bei der Abnahmeprüfung gewonnenen Bildes. Wird die Toleranzgrenze überschritten, so muß die Ursache gesucht und beseitigt werden.

Der Einfluß von Schleier und Unterlage auf die optische Dichte ergibt sich durch einen Vergleich eines nicht belichteten, entwickelten und fixierten Filmes mit einem Referenzfilm der optischen Dichte 0,25.

Auf die Bestimmung des Einflusses von Schleier und Unterlage auf die Dichte anläßlich der Prüfkörperaufnahmen bei Abnahme und Konstanzprüfung kann in der zahnärztlichen Praxis verzichtet werden,

Abbildung 10-6: Visueller Vergleich der Prüfkörperaufnahmen von Mundfilmen bei der Abnahme- (**a**) und Konstanzprüfung (**b**. u. **c**).
Oben kaum Dichteunterschiede in der Darstellung des Stufenkeils, auch Nutzstrahlenbündel innerhalb der Toleranzgrenze. Unten starke Abweichung in der Dichte um mehr als 20 % (eine Stufe des Keils).

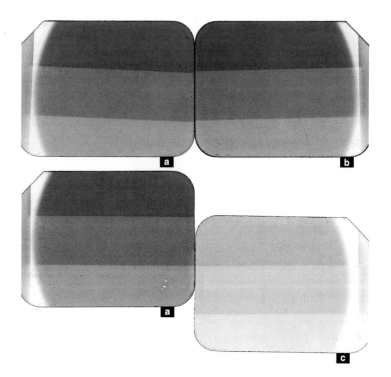

10.1 Konventionelles Röntgen

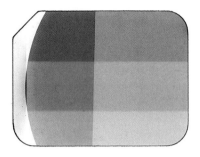

Abbildung 10-7: Prüfkörperaufnahme zur Überprüfung der Dunkelraumbeleuchtung. Das Dunkelkammerlicht hat den nicht abgedeckten linken Teil des Filmes gleichmäßig geschwärzt.

da sich hierdurch bedingte Veränderungen im Routinebetrieb sofort bemerkbar machen. Um Schleierbildungen zu erkennen, ist es aber zweckmäßig, bei Anbruch einer neuen Filmpackung eine solche Prüfaufnahme durchzuführen (vgl. auch Abb. 10-7).

Panoramaschichtaufnahmen

Mit dem dargestellten Prüfkörper kann die Konstanzprüfung auch an Panoramaschichtgeräten vorgenommen werden. Dabei wird der Prüfkörper in die Schlitzblende des Gerätes eingehängt, so daß die Einstellung wiederholbar ist (Abb. 10-8).

Mit den bei der Abnahmeprüfung festgelegten Expositionsdaten wird dann ein Film belichtet und routinemäßig entwickelt. Das Bild zeigt über die gesamte Breite des Filmes die drei unterschiedlich geschwärzten Streifen des Stufenkeils. Die optische Dichte nimmt von außen nach innen zu. Die Schwärzung der zu vergleichenden Filme wird daher an definierter Stelle, z.B. im Abstand 30 mm von der Feldgrenze, bestimmt (Abb. 10-9).

Zur Bestimmung der Lage und Ausdehnung des Nutzstrahlenfeldes ist außerdem eine Leeraufnahme erforderlich. Das gesamte belichtete Feld muß im Film liegen, so daß überall ein unbelichteter Randstreifen von 1–2 mm zu sehen ist.

Beurteilung und Toleranzen entsprechen den Ausführungen beim Mundfilm.

> Alle Prüfkörperaufnahmen nur mit den bei der Abnahmeprüfung verwendeten Filmtypen durchführen.

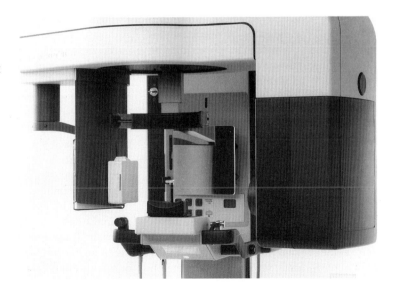

Abbildung 10-8: Prüfkörperaufnahme mit dem Panoramaschichtgerät. Der Prüfkörper ist in den Schlitz der Sekundärblende eingesetzt.

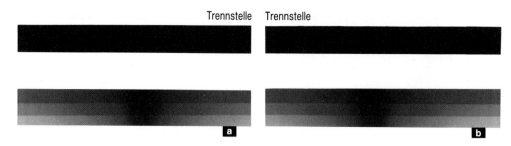

Abbildung 10-9: Prüfkörperaufnahme der Abnahme- und Konstanzprüfung mit Panoramaschichtgerät im visuellen Vergleich. Der obere dunkle Streifen ist durch den Befestigungsmagneten bedingt. Dichtevergleich erfolgt nach Durchtrennung des Filmes ca. 30 mm von der Grenze des Nutzstrahlenfeldes. **a)** Ausgangsgegenstand; **b)** Konstanzprüfung. Toleranz 1 Graustufe.

10.1.5 Überprüfung der Dunkelraumbeleuchtung

Schleier auf dem Röntgenfilm vermindern den Bildkontrast und damit die Bildqualität. Schleierbildungen werden insbesondere durch Überlagerung oder falsche Lagerung, durch unvorsichtiges Hantieren mit dem Film, durch Zusatzbelichtungen sowohl mit Röntgen-, als auch mit sichtbarem Licht hervorgerufen.

Selbst das „Dunkelkammerlicht" führt, abhängig vom Filmtyp und der Beleuchtungsquelle, zu mehr oder weniger starker Schleierbildung, wenn es länger auf den exponierten Film einwirkt. Die Richtlinien zur Qualitätssicherung verlangen daher, bei Veränderungen der Beleuchtungs- oder Verdunklungseinrichtung und, unabhängig davon, zumindest einmal jährlich im Rahmen einer Konstanzprüfung die Dunkelraumbeleuchtung zu kontrollieren.

Durchführung: Die belichtete Prüfkörperaufnahme wird vor der weiteren Bearbeitung in der Dunkelkammer mit lichtdichtem Material quer zu den Streifen des Stufenkeils abgedeckt und 1 Minute lang dem üblichen Dunkelkammerlicht ausgesetzt. Nach dem Entwickeln und Fixieren werden beide Filmhälften verglichen. Sind Dichteunterschiede im Verlauf der Streifen zu erkennen, so sind die Lichtverhältnisse nicht in Ordnung, der Fehler ist zu beseitigen.

10.1.6 Beratung durch eine zahnärztliche Stelle

Von der für die Einhaltung der Röntgenverordnung zuständigen Behörde wird eine zahnärztliche Stelle bestimmt. Der für den Strahlenschutz verantwortliche Zahnarzt ist verpflichtet, die anläßlich der Abnahme- und Konstanzprüfungen vorgenommenen Aufzeichnungen sowie die anläßlich dieser Prüfungen von ihm hergestellten Aufnahmen von Prüfkörpern auf Anforderung bei dieser Stelle vorzulegen.

Die zahnärztliche Stelle hat die Aufgabe, die vorgelegten Aufnahmen auf ihre Qualität zu prüfen und dem Anwender ggf. Vorschläge zur Verbesserung der Bildqualität und des Strahlenschutzes zu machen. Die Überprüfung durch die zahnärztliche Stelle soll nach jeweils drei Jahren wiederholt werden.

Eine Benachrichtigung der aufsichtsführenden Behörde durch die zahnärztliche Stelle ist nur vorgesehen, wenn der Zahnarzt die vorgeschriebenen Maßnahmen zur Qualitätssicherung trotz Abmahnung nicht durchführt oder wenn durch den Weiterbetrieb der Röntgeneinrichtung erhebliche Gefahren für die Patienten zu befürchten sind.

10.2 Digitale Dentalradiographie

Die Vorschriften der Röntgenverordnung gelten auch für die digitalen Röntgentechniken.

Die Richtlinien zur Abnahmeprüfung und Konstanzprüfung für intraorale Verfahren liegen vor. Die Richtlinien für digitale Panoramaschichttechnik befinden sich noch im Stadium des Vorentwurfs. Die digitale Fernröntgentechnik unterliegt den Vorschriften der digitalen Radiographie mit Speicherfolien und Halbleiterdetektoren.

10.2.1 Abnahmeprüfung

Sie umfaßt:
- Die Sicht- und Funktionsprüfung einschließlich Kontrolle Brennfleck–Tubus-Abstand.
- Überprüfung der Röhrenspannungsanzeige und Bestimmung der reproduzierbaren Dosis am Sensor. Bei unveränderlicher Röhrenspannung und Röhrenstromstärke sowie definierter Belichtungszeit darf diese Dosis höchstens 0,3 mGy betragen. Im Abnahmeprotokoll müssen die Belichtungsdaten der Grenzwerte, die nicht überschritten werden dürfen, festgelegt werden. Die visuelle Überprüfung des Schwärzungsgrades ist nicht möglich, da, anders als bei konventionellen Aufnahmen, Schwärzungs-/Grauwert und Bildempfängerdosis nicht korreliert sind.
- Bestimmung des visuellen Auflösungsvermögens. Gefordert wird die Erkennbarkeit von 5 Lp/mm auf dem Monitorbild bzw. dem entsprechenden Ausdruck unter Verwendung eines speziellen Prüfkörpers.
- Festlegung des Mindestkontrastes. Gefordert wird die Erkennbarkeit eines Mindestkontrastes, der durch eine Bohrung von 1 mm Durchmesser in einer 0,5 mm starken Aluminiumfolie hinter einem 6 mm starken Al-Absorber erzeugt wird.
- Festsetzung der Bezugswerte für die nachfolgenden Konstanzprüfungen, nämlich
  – Lage und Ausdehnung des Nutzstrahlenfeldes,
  – auf dem Dokumentationsmedium erkennbares Auflösungsvermögen und
  – Mindestkontrast.

10.2.2 Prüfkörper

Es sind spezielle Prüfkörper erforderlich, die es ermöglichen, die Einflußgrößen zu bestimmen, die die Qualität der digitalen Aufnahme in Analogie zu den Kenngrößen des Röntgenfilmes beschreiben. Es sind dies die **Hoch-** und **Niedrig-Kontrastauflösung** sowie die **Dosis an Sensor**. Das bedeutet, daß bei den Konstanzprüfungen Dosismessungen mit einer entsprechenden Dosis-Meßsonde durchzuführen wären.

Hilfsweise kann die lokale Verteilung der Grauwerte, die den Prüfkörper z. B. im Bereich der Niedrigkontrastbohrungen repräsentieren, als Größe betrachtet werden, die der Dichteverteilung eines konventionellen Röntgenfilmes entspricht, d. h., der numerische Wert der Graustufe kann für die Dosisbestimmung genutzt werden.

Prüfkörper für digitale Aufnahmen mit Dentaltubusapparaten, d. h. für intraorale Aufnahmen, bestehen aus homogenem Absorbermaterial. In den Prüfkörper sind Bleistrichlinienraster zur Beurteilung der Hochkontrastauflösung und in einer 0,5 mm starken Aluminiumscheibe Bohrungen von 1; 1,5; 2 und 2,5 mm Durch-

10.2.3 Konstanzprüfung

Konstanzprüfungen sind in monatlichen Abständen oder im Bedarfsfall vorzunehmen. Die Konstanzprüfung wird mit dem beschriebenen Prüfkörper, gegebenenfalls einem zusätzlichen Dosimeter, durchgeführt. Der Sensor, gegebenenfalls auch die Dosismeßsonde, wird im Prüfkörper plaziert. Mit den bei der Abnahmeprüfung festgelegten Aufnahmebedingungen wird vom Prüfkörper eine Aufnahme gefertigt. Auf dem Monitorbild müssen mindestens fünf Linienpaare/mm, außerdem mindestens zwei Niedrigkontrastdetails erkennbar sein. Der gemessene Dosiswert/repräsentative Grauwert darf nicht mehr als 20 % vom Ausgangswert der Abnahmeprüfung abweichen.

Festlegung des Nutzstrahlenfeldes

Der Sensor wird zur Hälfte bis zu einer bestimmten Markierung in den Prüfkörper eingeführt, der Tubus der Röntgeneinrichtung aufgesetzt. Die Tubusgrenze darf sich gegenüber dem Ausgangszustand um nicht mehr als 2 mm verschieben.

Die Ergebnisse der Konstanzprüfung werden in einem besonderen Formblatt dokumentiert (Abb. 10-11).

10.2.4 Beratung durch eine zahnärztliche Stelle

Der Betreiber einer digitalen Röntgeneinrichtung muß der zahnärztlichen Stelle die Aufzeichnungen über die Abnahmeprüfung und die Protokolle der nachfolgenden Konstanzprüfungen sowie Aufnahmen von Patienten vorlegen. Erwartet wird, daß die digital gespeicherten Bilder in einem allgemein zugänglichen Format über Datenträger zur Verfügung gestellt werden. Die zahnärztlichen Stellen sind jedoch wegen fehlender apparativer und personeller Ausstattung sowie fehlenden Aus-

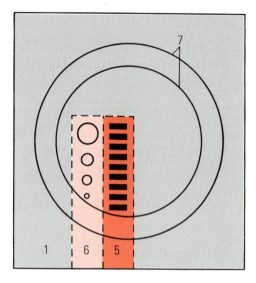

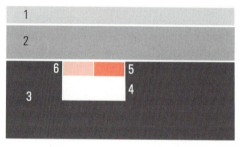

Abbildung 10-10: Prüfkörper für Dentale Digitalradiographie. Aufsicht und Schnitt. 1 Zentrierhilfe, 2 Al-Absorber (6 mm), 3 Prüfkörpergehäuse, 4 Einschub für Sensor und Dosismeßsonde, 5 Bleistrichraster 4–8 Lp/mm, 6 Al-Folie (0,5 mm) mit Bohrlöchern 1/1, 5/2/2,5 mm ⌀, 7 Fräsung für Tubus

messer zur Beurteilung der Niedrigkontrastauflösung eingearbeitet (Abb. 10-10). Zur Simulation der zu durchstrahlenden Kieferabschnitte dient eine 6 mm starke Aluminiumschicht. Prüfkörper für digitale Panoramatechniken enthalten zur Simulation der Strahlenabsorption durch den Schädel einen zusätzlichen Absorber in Form einer 0,8 mm starken Kupferscheibe. Für die Aufnahme des Sensors und einer Meßsonde sind entsprechende Einschubkammern vorgesehen.

10.2 Digitale Dentalradiographie

Raum Nr.: _____

Röntgeneinrichtung (Hersteller/Typ) : _____ / _____
Strahler (Hersteller/Typ)   : _____ / _____
Schaltgerät (Hersteller/Typ)   : _____ / _____

Filterung (mm Al): _____   Fokus-Sensor-Abstand : _____ cm
Röhrenspannung: _____ kV   Heizstrom   : _____ mA

Einstellung des Gerätes bei der Prüfung:

Expositionszeit | oberer Molar
                       | s
Weitere Einstellwerte |

Automatik .... xxx ....

Meßergebnisse (Reproduzierbarkeit von Dosis und Belichtungszeit)

	1.Wert	2.Wert	3.Wert	4.Wert	5.Wert	Mittelwert	max.Abweich.v.Mittelw.
µGy							%
repr.Grauw.[1]							%
ms							%

Grenzauflösung: _____ kV Soll, _____ kV Ist, Abweichung _____ %

Einblendung am Tubusende: _____ cm (Durchmesser)

Zentrierung des Strahlenfeldes: _____ mm Abweichung

Ort, Datum der Prüfung: Prüfer:

---

[1] repräsentativer Grauwert

Abbildung 10-11: Musterformblatt zur Dokumentation der Konstanzprüfung – Digitale intraorale Radiographie

führungsbestimmungen noch nicht in der Lage, diese Vorgaben zu erfüllen.

10.3 Organisation

Um die zahlreichen in der Röntgenverordnung und in den Durchführungsbestimmungen geforderten Dokumentationspflichten zu erfüllen, ist es zweckmäßig, ein Röntgenanlagebuch zu führen.

Im Röntgenanlagebuch können die beim Betrieb der Röntgeneinrichtung erforderlichen, nachfolgend beschriebenen Daten und Unterlagen übersichtlich und jederzeit griffbereit aufbewahrt werden.

- Beschreibung der einzelnen Arbeitsplätze mit den wesentlichen technischen Daten der Geräte
- Vom Hersteller gelieferte Begleitpapiere
- Protokolle über die erforderliche Einweisung in die sachgerechte Handhabung der Geräte sowie über die halbjährlichen Belehrungen der Mitarbeiter
- Kopie des Prüfberichtes der Abnahmeprüfung einschließlich der für die Filmbearbeitung festgelegten Daten
- Die Protokolle über die Ergebnisse der Konstanzprüfung einschließlich der dabei erstellten Prüfkörperaufnahmen
- Die Wartungs- und Serviceberichte
- Betriebsanleitung der einzelnen Geräte
- Fachkundenachweis des Betreibers
- Verzeichnis der zu Strahlenschutzbeauftragten ernannten Assistenzärzte und deren Fachkundenachweis
- Verzeichnis der Mitarbeiterinnen, die Röntgenaufnahmen machen, und deren Kenntnisnachweis
- Schriftwechsel mit der zahnärztlichen Stelle
- Abdruck der Röntgen-Verordnung.

11 Fehleranalyse

Die Auswertung von zahlreichen Mundfilmen und Panoramaschichtaufnahmen hat ergeben, daß über 50% aller Filme einen oder mehrere qualitative Mängel aufweisen. Einige davon sind in den Abbildungen 11-1 bis 11-6 vorgestellt. Völlig unbrauchbar sind 5–10% aller beim Zahnarzt hergestellten Röntgenaufnahmen.

Nachstehend sind Fakten, die zur Qualitätsminderung der Aufnahmen beitragen und die möglichen Ursachen zusammengestellt.

11.1 Qualitätsminderung durch fehlerhafte Einstelltechnik

11.1.1 Bei intraoralen Aufnahmen (vgl. Abb. 11-1 a–n)

Qualitätsminderung	Ursache
Zähne zu lang	Einstellung des Zentralstrahles ist zu flach
Zähne zu kurz	Einstellung des Zentralstrahles ist zu steil
Zähne erscheinen verzerrt und unscharf	Der Film war gebogen, die Projektion erfolgte nicht orthoradial, sondern schräg. Falsches Filmformat!
Film nicht, nur teilweise belichtet	Projektion exzentrisch, Bildteile verschwinden im Tubusschatten
Zähne übereinander projiziert	Zentralstrahl nicht tangential zu der Approximalfläche eingestellt
Wurzelspitzen fehlen bei periapikaler Einstellung	Film wurde nicht tief genug in den Mundboden eingelegt, die Nähe des Gaumendaches wurde nicht ausgenutzt
Knochenstruktur verwaschen	Film gebogen

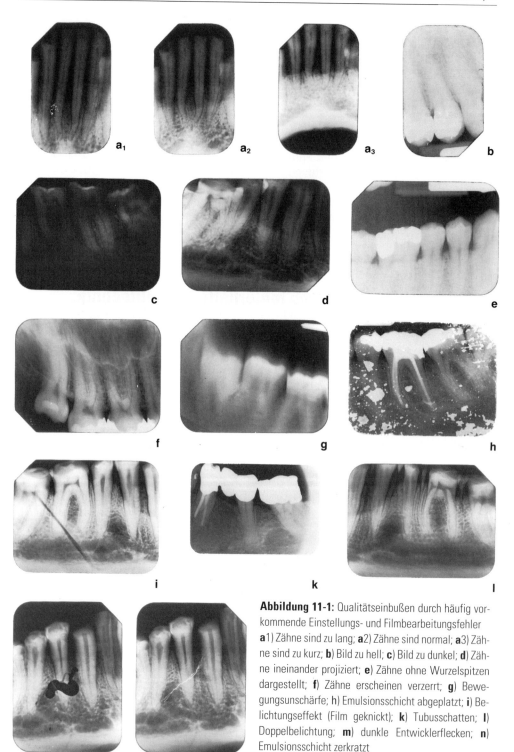

Abbildung 11-1: Qualitätseinbußen durch häufig vorkommende Einstellungs- und Filmbearbeitungsfehler **a**1) Zähne sind zu lang; **a**2) Zähne sind normal; **a**3) Zähne sind zu kurz; **b**) Bild zu hell; **c**) Bild zu dunkel; **d**) Zähne ineinander projiziert; **e**) Zähne ohne Wurzelspitzen dargestellt; **f**) Zähne erscheinen verzerrt; **g**) Bewegungsunschärfe; **h**) Emulsionsschicht abgeplatzt; **i**) Belichtungseffekt (Film geknickt); **k**) Tubusschatten; **l**) Doppelbelichtung; **m**) dunkle Entwicklerflecken; **n**) Emulsionsschicht zerkratzt

11.1 Qualitätsminderung durch fehlerhafte Einstelltechnik 117

11.1.2
Bei Panoramaschichtaufnahmen (vgl. Abb. 11-2 bis 11-6)

Qualitätsminderung	Ursache
Seitenzähne einer Kieferhälfte erscheinen kleiner als die der anderen Hälfte	Die Median-Saggital-Ebene des Schädel ist (zur Seite der kleineren Zähne) verschoben
Die Konturen sind beidseits weniger scharf gezeichnet	Der Schädel ist um seine Längsachse in Richtung der verkleinerten Zähne gedreht
Die Zahnreihen scheinen zusammengeschoben, Front- und Eckzähne im Ober- und Unterkiefer sind unscharf wiedergegeben. In allen Abschnitten finden sich approximale Überlagerungen	Der Schädel ist zu weit nach vorne verlagert. Die Zahnreihen stehen buccal von der Schichtebene
Die Zahnreihen erscheinen auseinandergezogen, die Zähne sind vergrößert. Die Wurzeln der UK-Frontzähne erscheinen verkürzt	Der Schädel ist zu weit nach hinten verlagert. Die Zahnreihen stehen lingual von der Schichtebene
Die Zahnreihen werden in einem nach oben offenen Bogen dargestellt. Die Wurzeln der UK-Frontzähne sind verkürzt wiedergegeben	Der Schädel ist nach vorne gekippt
Die Zahnreihen werden als Wellenlinie oder als nach unten offener Bogen dargestellt. Die Wurzeln der OK-Frontzähne verschwinden im Schatten des harten Gaumens. Die Wurzeln der UK-Frontzähne sind verkürzt	Der Schädel ist nach hinten gekippt
Die Okklusionsebene verläuft mehr oder weniger stark geneigt. Ein Gelenkkopf steht höher als der der Gegenseite. Die Hinterkante des aufsteigenden Astes der höherstehenden Seite verläuft flach. Die Achse der Frontzähne verläuft schräg	Der Schädel ist zur Seite des tiefer stehenden Gelenkkopfes geneigt
Die Wurzeln der OK-Frontzähne sind überstrahlt und nicht zu erkennen	Die Zunge hat nicht am Gaumen gelegen. Der luftgefüllte Raum zwischen Gaumen und Zungenoberfläche hat einen starken negativen Kontrast verursacht
Vertikale hell-dunkle Streifen im Bild	Kassette hat Schulter gestreift, die Ablaufbewegung des Gerätes erfolgt nicht korrekt
Partielle Verwischungen	Patient hat sich während der Aufnahme bewegt

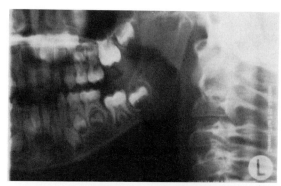

Abbildung 11-2: Panoramaübersichtsaufnahme, rechte Kieferhälfte nicht belichtet. Auslöseschalter zu früh losgelassen.

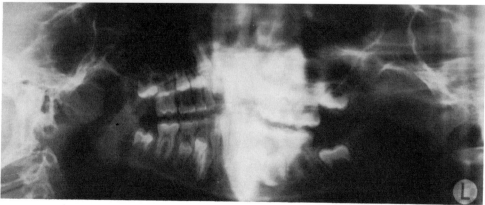

Abbildung 11-3: Panoramaübersichtsaufnahme. Zähne der rechten Kieferhälfte deutlich schmaler abgebildet als links. Zahnreihen ab Gegend 12/42 bis 26/32 auseinandergezogen, übereinander projiziert und verschwommen. Aufsteigender Ast links stark verbreitert. Patient hat den Kopf während der Aufnahme zur Seite gedreht.

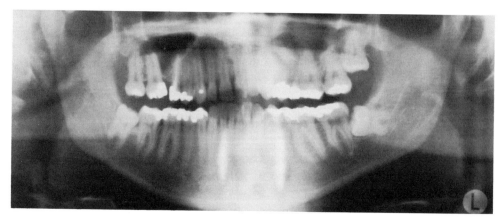

Abbildung 11-4: Panoramaübersicht. Zähne der linken Kieferhälfte deutlich breiter dargestellt als rechts, Achsen der Frontzähne schräg geneigt, im Eckzahnbereich links starke Überlagerung. Kiefergelenk steht links höher als rechts. Aufsteigender Ast links wesentlich breiter als rechts. Patient war falsch positioniert. Kopf nach links gedreht und gekippt.

11.1 Qualitätsminderung durch fehlerhafte Einstelltechnik

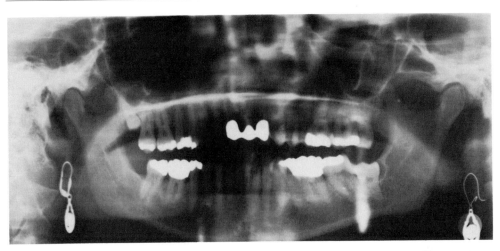

Abbildung 11-5: Panoramaübersichtsaufnahme. Zahnreihen verzerrt, links auseinandergezogen, Zähne im Eckzahn-Prämolarenbereich rechts nicht zu erkennen. Störende Fremdkörperschatten (Phantombilder) durch Ohrringe: Median-Sagittal-Ebene war nicht korrekt eingestellt.

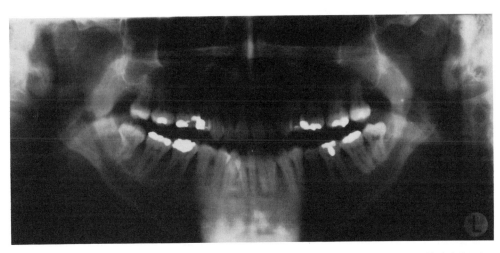

Abbildung 11-6: Panoramaübersichtsaufnahme. Zahnreihen verlaufen in einem Bogen nach oben. Trabekelstruktur des Knochens im Ober- und Unterkiefer nicht zu erkennen. Wurzeln, insbesondere im Oberkieferfront-, Eckzahn- und Prämolarenbereich, sind nicht zu erkennen. Kopf war zu weit nach vorne geneigt, die Zunge wurde während der Aufnahme nicht an den Gaumen gepreßt. Das Bild wurde überbelichtet.

11.2
Qualitätsminderung durch Fehler bei der Exposition
(vgl. Abb. 11-1 bis 11-6)

Qualitätsminderung	Ursache
Film zu dunkel	Zu lange belichtet
Film zu hell	Zu kurz belichtet
Helle Streifen auf dem Bild	Nicht belichtet. Tubusschatten/Auslöseschalter zu früh losgelassen
Konturen der Zähne und Knochenzeichnung verwischt.	Bewegungsunschärfe – Patient hat sich bewegt, Röhre hat sich bewegt, Erschütterungen, Film wurde während der Aufnahme verschoben
Zähne bzw. Konturen sind mehrfach abgebildet	Doppelbelichtung. Der bereits belichtete Film wurde ein zweites Mal verwendet
Unerklärliche Kontraste	Phantombilder durch anatomische Strukturen der Kiefergegenseite, durch Fremdkörper, Brille, Haarnadel, Prothese, Halskette, Ohrringe
Film zu hell, zeigt Fischgrätenmuster	Von der falschen Seite belichtet
Starke Schleierbildung	Film wurde im Bereich ionisierender Strahlung gelagert, dabei „vorbelichtet"

11.3
Qualitätsminderung durch Fehler in der Dunkelkammer
(vgl. Abb. 11-1 bis 11-6)

Qualitätsminderung	Ursache
Gelbe, undurchsichtige Flecken	Luftbläschen auf der Filmoberfläche, als der Film ins Fixierbad kam
Ovale, helle, durchsichtige Flecken	Luftbläschen auf der Filmoberfläche, als der Film ins Entwicklerbad kam

11.2 Qualitätsminderung durch Fehler bei der Exposition

Qualitätsminderung durch Fehler in der Dunkelkammer (Fortsetzung)

Qualitätsminderung	Ursache
Glasklare Flecken	Der unentwickelte Film ist mit Fixierlösung in Berührung gekommen
Dunkle schwarze Flecken	Der unentwickelte Film ist mit Entwicklerlösung in Berührung gekommen. Wassertropfen sind auf den unentwickelten Film gekommen
Kleine schwarze Flecken	Staub und Schwebeteilchen haben sich auf dem Film festgesetzt
Zu dunkles (kontrastarmes) Bild	Der Film wurde zu lange entwickelt. Der Entwickler war zu warm oder zu hoch konzentriert
Zu helles (kontrastarmes) Bild	Der Film wurde zu kurz entwickelt. Der Entwickler war zu kalt. Der Entwickler war bereits verbraucht
Bildteile fehlen	Der Film wurde nicht vollständig ins Entwicklerbad getaucht
Schwarze Streifen	Rollen der Entwicklungsmaschine nicht richtig gereinigt
Bild zerkratzt, Fingerabdrücke	Film wurde unachtsam mit Pinzette oder Fingernägeln angefaßt. Mehrere Filme (Klammern, Rahmen) sind in den Bädern aneinandergestoßen
Grauschleier über dem ganzen Film	Entwickler zu warm. Film zu alt. Zusätzliche Belichtung, Lichteinfall, Dunkelkammerlampe nicht in Ordnung
Gelb-grün-rötliche Schleierbildung	Chemikalien verbraucht
Dichroitischer Farbschleier über dem ganzen Bild	Fixierlösung verbraucht. Zwischenwässerung ungenügend. Entwickler durch Fixierbad verunreinigt

12
Begriffe aus der Radiologie

Am Ende jeder Erläuterung wird auf die Zuordnung zu den einzelnen Kapiteln verwiesen.

Abnahmeprüfung: Überprüfung der Röntgeneinrichtung vor der Inbetriebnahme bzw. nach Veränderungen, um festzustellen, daß die erforderliche Bildqualität mit einer möglichst geringen Strahlenexposition erreicht wird. Die Abnahmeprüfung muß spätestens nach 5 Jahren wiederholt werden. Zur Abnahmeprüfung gehören auch Aufnahmen von Prüfkörpern unter festgelegten Bedingungen (10.1.1).

Abschwächerlösung: Röntgenbilder, die zu stark geschwärzt sind, können mit Abschwächerlösung verbessert werden (9.7).

Absorption: Bei der Absorption von Röntgenstrahlen wird die Strahlenenergie auf die Elektronen der Atomhüllen im absorbierenden Material übertragen. Die Elektronen werden aus ihren Bahnen herausgeschleudert. Es bleiben ionisierte Atome zurück (1.1.3 und 6.2).

Abstandsquadratgesetz: Alle Strahlenwirkungen nehmen mit dem Quadrat der Entfernung zum Entstehungsort der Strahlung ab. Bei doppeltem Abstand ist nur noch $1/4$, bei dreifachem Abstand nur noch $1/9$ der Wirkung vorhanden (1.3).

Anode: Der Teil der Röntgenröhre, auf den die beschleunigten Elektronen aufprallen. Von hier gehen die Röntgenstrahlen aus (2.1).

Äquivalentdosis: Gibt an, welche Röntgenstrahlendosis erforderlich wäre, um eine bestimmte Wirkung auszulösen. Sie berechnet sich aus der im Gewebe aufgenommenen Strahlungsenergie und dem Bewertungsfaktor, der angibt, wieviel mal wirksamer im biologischen Bereich eine Strahlung im Vergleich zur Röntgenstrahlung ist. Die Äquivalentdosis wird in sV (Sievert) angegeben (1.2.2).

Archiv: Aufbewahrungsort für Röntgenfilme und -aufzeichnungen (9.3).

Aufhellung: Auf dem Röntgenfilm (Negativ!) eine stärker geschwärzte Zone. Hier ist mehr Röntgenstrahlung eingefallen als in der Umgebung (6.4).

Aufzeichnungspflicht: Die Verpflichtung, 1. vor der Anwendung von Röntgenstrahlen nach früheren Anwendungen von Röntgenstrahlen, bei weiblichen Personen nach einer Schwangerschaft zu fragen und die Angaben des Patienten schriftlich niederzulegen, 2. über jede Anwendung von Röntgenstrahlen Aufzeichnungen zu führen. Die Aufnahmedaten sind auf Wunsch des Patienten in das Röntgennachweisheft einzutragen (4.3.4).

Becquerel (Bq): Maßeinheit für die Aktivität einer radioaktiven Substanz. Die Aktivität ist durch die Zahl der Zerfallsakte in der Zeiteinheit charakterisiert (1.1.4).

Belehrungspflicht: Personen, denen der Zutritt zum Kontrollbereich erlaubt ist, und Personen, die Röntgenaufnahmen machen, sind über die Arbeitsmethoden, die möglichen Gefahren und ihre Verhütung und über den wesentlichen Inhalt der Röntgenverordnung in halbjährlichen Ab-

12 Begriffe aus der Radiologie

ständen zu belehren. Über den Inhalt und den Zeitpunkt der Belehrungen sind Aufzeichnungen zu führen, 5 Jahre aufzubewahren und auf Verlangen der zuständigen Behörde vorzulegen (4.2.8).

Belichtungsautomatik: Einrichtung zur automatischen Belichtungsregelung. Die Röhre wird abgeschaltet, wenn die gewünschte Filmschwärzung erreicht ist (5.1.1??).

Belichtungsdaten: Beschleunigungsspannung in kV (Kilovolt), Heizstromstärke in mA (Milliampère) und Einschaltzeit in s (Sekunden) (2.1 und 6.2).

Bildqualität: Von zahlreichen physikalischen und physiologischen Faktoren abhängige Größe, die vom Bildübertragungssystem bestimmt wird; insbesondere von Schärfe und Kontrast (6.4).

Bildverstärker-Fernsehkette: Fernsehaufzeichnung von Durchleuchtungsbildern (8.3).

Bißflügelaufnahme: Intraorale Aufnahmetechnik, bei der die Kronen der Ober- und Unterkieferzähne gleichzeitig dargestellt werden. Auf die Wiedergabe der Wurzelspitzen wird bewußt verzichtet (7.1.1).

Bleigleichwert: Gibt an, wie dick eine Schicht aus einem beliebigen Stoff (z. B. Beton) sein muß, damit sie dieselbe Strahlenenergie absorbiert wie eine Bleischicht von bestimmter Dicke (4.2.3).

Blende: Physikalische Vorrichtung (Bleilochblende) zur Eingrenzung des Primärstrahlenbündels (2.4).

Brennfleck: Ort der Strahlenerzeugung in der Röhre (2.1).

Computertomographie (CT): Röntgentechnisches Verfahren, bei dem die Schwächung der Strahlung in einer Körperschicht gemessen wird. Die gemessenen Schwächungswerte werden entsprechend ihrer örtlichen Verteilung im Rechner rekonstruiert und auf einem Monitor in Grau oder Farbstufen wiedergegeben (8.5.2).

Densitometer: Gerät zum Ausmessen der Kenngrößen von Röntgenbildern entsprechend DIN 6868 Teil 2 (6.3).

Dichroitischer Schleier: Ein bunter Farbschleier über dem ganzen Film, der sich bildet bei verbrauchtem Fixierbad, bei ungenügender Zwischenwässerung und insbesondere, wenn Entwickler und Fixierlösung in der aufgequollenen Filmemulsion zusammentreffen (11.3).

Digitale Bildverarbeitung: Ein Leuchtschirmbild wird mit einer Fernsehkamera aufgenommen, von einem Rechner in Grauwerte umgesetzt und auf einen Monitor übertragen. Konventioneller Film und Filmverarbeitung entfallen (8.5).

Digitales Röntgenbild: Die Grauwerte der einzelnen Bildpunkte der Matrix werden durch Zahlenwerte charakterisiert (8.5).

Dosis: Allgemein die von einer bestimmten Masse absorbierte Menge; Energiedosis ist die absorbierte (Strahlungs-)Energie/Masse, z. B. Joule/kg. →Energiedosis, Gonadendosis, Integraldosis, Ionendosis, Hautoberflächendosis (1.1 und 1.2).

Dosimeter: Gerät zur Messung einer Strahlendosis (4.2.4).

Dosimetrie: Verschiedene Methoden, um die in einem bestimmten Material, z. B. im Körpergewebe, durch ionisierende Strahlung erzeugte Energiedosis zu bestimmen. Es ist nicht möglich, die Energiedosis im Körper direkt zu messen. Sie ergibt sich rechnerisch aus Messungen mit Ionisationskammern (Geigerzähler) (1.2.2).

Dosisleistung: Im Nutzstrahlenbündel in 1 m Abstand vom Brennfleck auf eine Oberfläche treffende Dosis pro min (1.2.2).

Dunkelkammer: Abgedunkelter Raum, in dem die belichteten Filme weiterverarbeitet werden (5.2).

Dunkelkammerlampe: Leuchtet die Dunkelkammer mit farbigem Licht indirekt aus. Während der üblichen Filmbearbeitung darf der Film dadurch nicht geschwärzt werden. Blauempfindliche Zahnfilme werden zweckmäßig bei Grünlicht bearbeitet (5.2).

Durchleuchtung: Direktbetrachtung des Fluoreszenzbildes (8.2).

Einkesselgenerator: Hochspannungstransformator und Röntgenröhre sind in einem gemeinsamen Gehäuse untergebracht. Alle Röntgenapparate für intraorale Filme sind nach diesem Prinzip aufgebaut (5.1.1).

Einpulsgenerator: Röntgenapparat, der nur eine Halbwelle des angelegten Wechselstromes für die Erzeugung von Röntgenstrahlen ausnutzt, d. h., nur dann, wenn die Kathode tatsächlich negativer Pol ist, entsteht Strahlung. Zahnärztliche Röntgen-Apparate sind Einpulsgeneratoren (5.1.1).

Einstellhilfen: Vorrichtungen, die zur genauen und reproduzierbaren Einstellung des Nutzstrahlenbündels verwendet werden. Als Einstellhilfe für Aufnahmen in der zahnärztlichen Praxis dienen Tubus, Lichtvisier, Kephalometer (→Fernröntgenaufnahme) (7.1 und 7.2).

Emulsion: Die lichtempfindliche Schicht des Films (9.1).

Energiedosis: Energiemenge, die von ionisierender Strahlung auf einen Körper übertragen wird (→Dosis) (1.1.2).

Entwickler: Im Entwickler werden die durch die Röntgenenergie aktivierten Silberhalogenide vollends aufgespalten. Es entsteht ein latentes Bild. Als Entwickler werden vorwiegend Reduktionsmittel wie Hydrochinon und Phenidon verwendet (9.5.1).

Entwicklungsautomat: Einrichtung, um die belichteten Filme weiterzuverarbeiten (5.3 und 9.6).

Entwicklungszeit: Die Zeit vom Eintauchen des Filmes in den Entwickler, bis alle veränderlichen Silberhalogenide aufgespalten sind. Sie ist temperaturabhängig. Bei guter Belichtung und Raumtemperatur von 20 °C beträgt sie 5 min. Erhöhung/Absenken der Entwicklertemperatur um 1 °C bedingt 30 s Verkürzung/Verlängerung des Entwicklungsvorganges (9.5.1).

EURATOM: Europäische Atomgemeinschaft.

Extraorale Aufnahmen: Der Film liegt außerhalb der Mundhöhle (7.2).

Fernröntgenaufnahme: Extraorale seitliche Schädelaufnahme, die mit großem Film-Fokus-Abstand aufgenommen wird. Für die kieferorthopädische Diagnostik und Therapieplanung (7.2 und 5.1.3).

Filmdosimeter: Einrichtung zur Messung der Körperdosis. Meist als Filmplakette aus gepreßtem Kunstharz. Die Filme werden von autorisierten Meßstellen im Abstand von vier Wochen ausgewertet. Aus der Schwärzung des Filmes kann die Strahlenbelastung des Trägers ermittelt werden. Filmplaketten sind an der Vorderseite des Rumpfes, wenn Strahlenschutzkleidung getragen wird, unter dieser zu tragen (4.2.4).

Filmhalter: Hilfsmittel zur sicheren Positionierung intra- und extraoraler Filme (7.1 und 7.2).

12 Begriffe aus der Radiologie

Filmkassette: Sie besteht in der Regel aus Aluminium, die Hinterwand ist mit Scharnieren an der Kassette befestigt und mit einem Verschluß gesichert. Kassetten schützen den Film vor Licht, beim Schließen der Kassette werden die Verstärkerfolien in engen Kontakt mit dem Röntgenfilm gebracht. In der Zahnheilkunde werden auch flexible Kunststoffkassetten verwendet, die der Hautoberfläche des Gesichtes eng angelegt werden können (2.6).

Filmverpackung: Mundfilme sind als Einzel- oder Doppelfilmpackungen erhältlich. Die Verpackung ist lichtsicher und wasserdicht; sie soll außerdem desinfizierbar sein (9.3).

Filter: Durch den Filter wird der Anteil der langwelligen, weniger durchdringungsfähigen Strahlen absorbiert. Dadurch wird die auf die Haut einfallende Dosis (HOD) vermindert. Der Vorgang wird auch als Aufhärtung der Strahlung bezeichnet (2.3).

Fixierbad: Im Fixierbad werden die nicht belichteten Silberhalogenide aus der Filmemulsion herausgelöst, wodurch die Filme haltbar gemacht werden. Als Fixiermittel wird hauptsächlich Natriumthiosulfat oder Ammoniumthiosulfat verwendet (9.5.3).

Fixierzeit: Die für das Ausfixieren der entwickelten Filme notwendige Zeit. Die Fixierzeit soll zumindest doppelt so lang sein wie die Entwicklungszeit (9.5.3).

Füllhalterdosimeter: Gerät in Füllhalterformat zur Messung der Körperdosis. Die Meßgröße wird kontinuierlich angezeigt (4.2.5).

Gonadendosis: Im Bereich der Fortpflanzungsorgane absorbierte Energie (3.3).

Gray (Gy): SI-Einheit für die Energiedosis. Es gilt die Beziehung: 1 Gy = 1 J/kg = 1 Ws/kg (1.2.2).

Halbwertschicht (HWS): Angabe, wie dick eine Schicht aus einem bestimmten Material sein muß, um die Strahlendosis um die Hälfte zu reduzieren (1.1.6).

Halbwerttiefe: Angabe über das Eindringungsvermögen einer Strahlung in den Körper. Dazu wird am Wasserphantom ermittelt, in welcher Tiefe die Strahlendosis auf die Hälfte reduziert ist (1.1).

Halbwertzeit: Die Zeit, in der die Hälfte der Atomkerne eines Stoffes unter Strahlenemission umgewandelt wird.

Hautoberflächendosis (HOD): →Oberflächendosis (1.2).

ICRP: Internationale Kommission für den Strahlenschutz.

Integraldosis: Auch Raum- oder Volumendosis, die sich als Produkt von Masse und Dosis des durchstrahlten Volumens ergibt (1.2).

Intraorale Aufnahmen: Der Film liegt in der Mundhöhle, die Röhre außerhalb (7.1).

Ionendosis: Die SI-Einheit für die Ionendosis ist Coulomb/kg. Bekannter ist die Röntgeneinheit R. Die Dosis von 1 R erzeugt in 1 cm^3 trockener Luft bei Normaldruck und 0 °C Temperatur 2,08 Milliarden Ionenpaare. Dies entspricht einer elektrostatischen Einheit (1.2.2).

Ionisation: Umwandlung elektrisch neutral reagierender Atome in positiv oder negativ geladene Ionen (1.1.3).

Ionisierende Strahlung: Energie in Form von Strahlung, die beim Auftreffen/Eindringen in andere Substanzen zur Bildung von Ionen führt (1.1.4).

Ion: Atom, das Elektronen abgegeben oder zusätzlich aufgenommen hat. Ionen reagieren elektrisch nicht neutral wie Atome im Ruhezustand (1.1.3).

Isometrie-Regel: Der Zentralstrahl des Primärstrahlenbündels wird senkrecht auf die Winkelhalbierende zwischen Zahnachse und Filmebene eingestellt. Dadurch heben sich Verlängerungs- und Verkürzungseffekte auf (7.1.1).

Kathode: Der negative Pol der Röntgenröhre, der aus einem Heizdraht besteht. Hier werden die Elektronen freigesetzt (2.1).

Kenngrößen des Röntgenbildes: Optische Dichte, Ausdehnung, Nutzstrahlenfeld, Schleier und Unterlage (10.4).

Kernspintomographie: Bildgebendes Verfahren „ionisierende Strahlung". Der Effekt der Kernresonanz wird zur Bildgebung ausgenutzt (8.6.4).

Konstanzprüfung: Prüfung der Röntgeneinrichtung einschließlich des Abbildungssystems, durch die ohne mechanische oder elektrische Eingriffe festgestellt wird, ob eine bestimmte Bildqualität erhalten geblieben ist. Die Konstanzprüfungen sind monatlich vom Betreiber der Röntgen-Einrichtung durchzuführen (10.3).

Kontrast: Strahlenkontrast ist der Unterschied verschiedener Strahlenintensitäten. Strahlenkontraste erzeugen Schwärzungskontraste (6.4).

Kontrastdarstellung: Nicht sichtbare Strukturen werden durch Kontrastmittel hervorgehoben (8.1).

Kontrollbereich: Der Bereich in der Umgebung eines Strahlers, in dem Personen eine höhere Körperdosis aus Ganzkörperexposition als 15 mSv (1,5 rem) im Jahr erhalten könnten. Der Kontrollbereich ist durch die Worte „Kein Zutritt Röntgen" zu kennzeichnen (1.5 und 4.2.6).

Latentes Bild: Das latente Bild entsteht bei der Belichtung des Filmes. Es wird durch den Entwicklungsvorgang vielfach verstärkt und sichtbar gemacht (6.3).

Letale Dosis: Strahlendosis, die als Ganzkörperdosis bei allen damit Bestrahlten ohne entsprechende Behandlung zum Tode führt. Sie liegt bei ca. 7 Gy (Gray) (3.2 und 1.2).

Magnetresonanztomographie: Bildgebendes Verfahren „ionisierende Strahlung". Der Effekt der Kernresonanz wird zur Bildgebung ausgenutzt (8.6.4).

Medizinische Stochastik: Wahrscheinlichkeit für das Auftreten eines Ereignisses.

Mutation: Veränderung der Erbfaktoren (3.2.2).

Mutationsverdoppelungsdosis: Dosis der ionisierenden Strahlung, die die natürlicherweise vorkommende Zahl an Mutationen verdoppelt (3.1).

Netzschalter: Der Netzschalter verbindet oder unterbricht die Stromzufuhr zum Röntgenapparat. Durch Einschalten wird der Strahler in Betriebsbereitschaft versetzt (5.1.1).

Oberflächendosis: Die an der Körperoberfläche zu messende Dosis. Sie setzt sich zusammen aus der einfallenden Dosis und der aus dem Körper zurückgeworfenen Streustrahlung (1.2).

Objektwahlschalter: Einrichtung, die Spannungsschwankungen im Stromnetz durch Veränderung der Belichtungszeit automatisch ausgleicht (5.1.1).

OECD: Organisation für wirtschaftliche Zusammenarbeit.

Orthopantomographie: Röntgentechnik zur Herstellung von gebogenen Schichtaufnahmen, bekannt als Panoramaübersichtsaufnahmen des Gesichtsschädels und der Zahnreihen (7.2).

Panoramavergrößerungsaufnahme: Darstellung sämtlicher Zähne und des Kieferkörpers des Ober- und Unterkiefers auf einer oder zwei Aufnahmen (7.2).

Paralleltechnik: Methode zur Herstellung von Mundfilmen. Der Film wird mit Hilfe eines Filmhalters parallel zu der Zahnachse ausgerichtet (7.1.2).

Prüfkörper: Spezieller Körper, um anhand der Qualität der von ihm hergestellten Aufnahmen zu prüfen, ob Belichtungs- und Entwicklungsbedingungen tatsächlich gleichgeblieben sind (10.1.3 und 10.1.4).

Qualitätssicherung: Vorgegebene Prüfmaßnahmen, um die notwendige Bildqualität zu erhalten oder wiederherzustellen. Nach der RöV erfolgt die Qualitätssicherung durch Abnahme- und Konstanzprüfungen (10).

rad (rd): Früher verwendete Maßeinheit, um die aus Röntgenstrahlung absorbierte Energiedosis (radiation absorbed dose) anzugeben (1.2.2).

Relative Biologische Wirksamkeit (RBW): Dieselbe übertragene Energiedosis kann bei verschiedenen Strahlungen unterschiedliche biologische Wirkungen haben. Die RBW einer Strahlung wird durch den Vergleich mit der Wirkung von Röntgenstrahlung ermittelt. Der RBW-Faktor gibt an, wievielmal eine Strahlung wirksamer/weniger wirksam ist als Röntgenstrahlung (1.2.2).

Rechtwinkeltechnik: Methode zur Herstellung von Mundfilmen. Durch Fixation des Filmhalters am Tubus wird gewährleistet, daß der Zentralstrahl senkrecht auf den Film trifft (7.1.2).

rem: Auch heute noch häufig gebrauchte Maßeinheit, um die Äquivalentdosis (röntgen equivalent man) anzugeben (1.2.2).

Röntgenanlage: Alle technischen Mittel, die für die Erzeugung und Anwendung von Röntgenstrahlen erforderlich sind. Röntgenapparat, Röntgengerät, Strahlenschutzmittel und Dunkelkammer (5).

Röntgenapparat: Alle elektrischen Teile der Röntgeneinrichtung: Röntgenröhre, Hochspannungserzeuger und Schaltelemente zu deren Regulierung und Kontrolle (5).

Röntgengerät: Zubehör zur zweckentsprechenden Anwendung von Röntgenstrahlen, z. B. Patientenstuhl (5).

Röntgenröhre: Sie dient zur technischen Erzeugung von Röntgenstrahlung (2.1).

Röntgenstatus: Erfassung sämtlicher Zähne und der zahnlosen Kieferabschnitte durch Röntgenaufnahmen. Beim Mundfilmstatus sind wenigstens 11 Einzelaufnahmen erforderlich (7.1).

Röntgenverordnung (RöV): Verordnung der Bundesregierung über den Schutz vor Schäden durch Röntgenstrahlen (1.7. und 4).

Schichtaufnahmetechnik (Tomographie): Mit der Schichtaufnahmetechnik können Veränderungen in einer bestimmten Körpertiefe überlagerungsfrei abgebildet werden. Dies wird dadurch erreicht, daß von drei Einheiten des Aufnahmesystems zwei gegeneinander bewegt werden, während die dritte unverändert bleibt. Die Bewegungen sind so aufeinander abgestimmt, daß ein Punkt in einer bestimmten Tiefe immer auf dieselbe Stelle des Röntgenfilmes projiziert und somit scharf abgebildet wird (7.2.6).

Schleierbildung: Auch nicht belichtete Filme absorbieren nach der Entwicklung einen geringen Teil des auffallenden Lichtes, d. h., sie sind kaum erkennbar geschwärzt, weil auch ein Teil der unbelichteten Silberbromidkörner vom Entwickler aufgespalten wird (11.3).

Schutzeinrichtungen: Abschirmung gegen die Einwirkung von Streustrahlung. Schutzkleidung ist mit Bleigleichwerten von 0,5 mm (schwere Schutzkleidung) oder 0,25 mm (leichte Schutzkleidung) erhältlich (4.3.1).

Schwärzung: Schwärzung (Dichte) des Filmes ist das Verhältnis der Lichtintensität, die auf den Film einfällt, zu der Lichtintensität, die nach dem Durchdringen des Filmes übrigbleibt. Schwärzung 0 bedeutet, der Film absorbiert kein Licht, er ist vollkommen klar. Bei den Schwärzungsstufen 1 bzw. 2 werden noch $1/10$ bzw. $1/100$ der auftreffenden Lichtmenge durchgelassen (6.4 und 9.5.1).

Sensitometer: Gerät für exakt reproduzierbare Belichtung von Filmmaterial (10.3).

Sicherheitsfilm: Film, dessen Schichtträger aus einem nicht entzündbaren Polyester besteht (9.2).

SI-Einheiten: Meßeinheiten des internationalen Einheitssystems (Système International d'Unités), in der Bundesrepublik gesetzlich eingeführt. Es wird unterschieden zwischen Basiseinheiten und abgeleiteten Einheiten mit und ohne besondere Bezeichnung (1.1).

Sievert (Sv): SI-Einheit für die Äquivalentdosis (1.2.2).

Sonographie: Bildgebendes Verfahren ohne Röntgenstrahlung (8.6.1).

Spätschäden: Strahlenbedingte Schäden nach überhöhter Strahleneinwirkung, die erst Monate oder Jahre nach der Bestrahlung auftreten (3).

Standarddaten: Festgelegte Aufnahmebedingungen für die verschiedenen Techniken. kV, mAs und Belichtungszeit, Filmsorten (6.2 und 10).

Strahlenempfindlichkeit: Die verschiedenen Gewebe und Organe sind gegen ionisierende Strahlung unterschiedlich empfindlich. Die kritische Dosis gibt den Schwellenwert an, ab dem in einem Gewebe irreversible Schäden auftreten (3.2 und 3.3).

Strahlenkrankheit: Sie ist gekennzeichnet durch schweres Krankheitsgefühl mit Benommenheit, Kopfschmerzen, Übelkeit, Erbrechen und Durchfall, hervorgerufen durch schwere Schädigung des Knochenmarkes. Sie kann nach Ganzkörperbestrahlung mit Dosen von mehr als 1 Gy auftreten und tödlich enden (3.2.1).

Strahlenschutz: Alle Maßnahmen, um jede unnötige Strahlenexposition von Menschen zu vermeiden und unvermeidbare Belastungen so gering wie möglich zu halten (4).

Strahlenschutzbeauftragter: Der Strahlenschutzbeauftragte ist für die Leitung und Beaufsichtigung einer Röntgeneinrichtung zuständig. Er muß die erforderliche Fachkunde besitzen. Er wird von Strahlenschutzverantwortlichen bestellt (4.2.6).

Strahlenschutzverantwortlicher: Der Strahlenschutzverantwortliche ist der Betreiber einer Röntgeneinrichtung. Dies kann auch eine juristische Person sein, z. B. Krankenhausträger. Für die Leitung

12 Begriffe aus der Radiologie

des Röntgenbetriebes sind Strahlenschutzbeauftragte zu bestellen. Der Praxisinhaber ist in der Regel zugleich Strahlenschutzverantwortlicher und Strahlenschutzbeauftragter (4.2).

Strahlenstörfall: Eine technische Störung, die zu erhöhter Strahlenbelastung führen könnte (4.2.9).

Strahlenunfall: Unbeabsichtigte Strahleneinwirkung auf den Menschen, wobei die für beruflich strahlenexponierte Personen zugelassene Dosis überschritten wird (4.2.10).

Szintigraphie: Die Einlagerung organspezifischer radioaktiver Substanzen ergibt ein Bild unterschiedlicher Gewebeaktivitäten (8.6.3).

Thermographie: Bildgebendes Verfahren, Wärme und Infrarotabstrahlung einzelner Bezirke werden aufgezeichnet (8.6.2).

Treffer: Die strahlenbiologisch wirksame Auslösung eines Elektrons (3.1).

Tubus: Normalerweise dienen Tubusse zur Eingrenzung des Primärstrahlenbündels. Bei Dentalapparaten wird das Primärstrahlenbündel durch eine Lochblende begrenzt. Der Zahntubus dient als Einstellhilfe für den Zentralstrahl. Er gewährleistet außerdem den erforderlichen Fokus-Hautabstand. Kurztubus bis 10 cm, Langtubus ab 18 cm (5.1.1).

Überwachungsbereich, betrieblicher: Ein nicht zu einem Kontrollbereich gehörender Bereich, in dem eine Person einer höheren Gesamtkörperexposition ausgesetzt sein kann als 5 mSv pro Jahr (1.6).

Verlaufsfolien: Bei Fernröntgenaufnahmen ergeben sich im Bereich der Gesichtsweichteile bzw. der Knochenanteile des Schädels starke Unterschiede hinsichtlich der absorbierten Strahlenmenge. Die unterschiedliche Belichtung des Filmes kann durch Verlaufsfolien ausgeglichen werden (2.5).

Verstärkerfolien: Sie bestehen aus fluoreszierenden Substanzen auf einem Schichtträger. Sie werden durch Röntgenstrahlen zur Emission von blau-violettem Licht angeregt, das auf normalen Röntgenfilmen eine starke zusätzliche Schwärzung hervorruft (2.5).

Xeroradiographie: Filmfolienkombination wird durch Halbleiter ersetzt, deren Ladungszustand durch Aufstreuen von Pulver sichtbar gemacht (8.5).

Zentralstrahl: Strahl in der gedachten Achse des Nutzstrahlenbündels vom Fokus durch die Mitte des Strahlenaustrittsfensters (2.2).

Zwischenwässerung: Nach dem Entwickeln wird der Film kurz in einem Wasserbad bewegt, um die Entwicklerflüssigkeit gründlich abzuspülen. Damit soll eine Verunreinigung des Fixierbades verhindert werden (9.5.2).

Sachverzeichnis

A

Abnahmeprüfung 20, 122
-, digitale 111
-, konventionelle 102
- -, Prüfbericht 103, 107
Abschwächerlösung 122
Absorption 14, 122
-, Röntgenstrahlung 59, 62
Abstandsquadratgesetz 18, 122
Analogbild 88
Angström (Å) 12
Anode 122
Aquisitionsrate 88
Äquivalentdosis 122
Arbeit 16
Archiv 122
Atombau 12
Atome 13
Atomkern 13
Aufbewahrungspflicht 45
Aufbißaufnahmen 78
Aufbißfilmhalter 65
Aufhelllung 122
Auflösungsvermögen, visuelles 111
Aufnahmedaten 62
Aufnahmetechniken
-, extraorale 80 ff
-, intraorale 69 ff
Aufzeichnungspflicht 45, 122
Ausgleichsfaktor 27
Ausgleichsfilter 26

B

Bauartzulassung 40
Becquerel (Bq) 122
Befragungspflicht 45
Belehrungspflicht 43, 122
Belichtung intraoraler Aufnahmen 63
Belichtungsautomatik 123
Belichtungsdaten 24, 123
Belichtungszeit 62

Beratung durch zahnärztliche Stelle 102
Beruflich strahlenexponierte Personen 21, 37, 38, 39
-, besondere Vorschriften 39
Beschleunigungsspannung
-, Änderungen 62
Betrieb Röntgeneinrichtung 20
Bewegungsunschärfe 63
Bildentstehung 60
Bilderzeugung 58 ff
Bildgebende Verfahren ohne Röntgenstrahlung 93
Bildqualität 21, 123
-, konventionelle 104
Bildschärfe 58
Bildverstärker Fernsehkette 87
Bildverstärkerröhre 87
Biologischer Wirkungsfaktor 32
Bißflügelaufnahme 76, 123
Bißhalter 64
bit 88
Bleigleichwert 123
Bleilochblende 26, 48
Bleischürze 41
Blende 26, 123
Bremsstrahlung 25
Brennfleck 24, 123
Buckyblende 26
byte 88

C

Chromosomenverhalten 35
Computerdarstellung, 3 D 92
Computertomographie 90, 91
-, CT 123
-, Unterkiefer 92
-, Schädel 3 D 92

D

Densitometer 123
Densitometer 62

Dentalapparat mit Tubus 107
Dentale Kleinapparate 47, 48
Dentalfilm, folienloser 95
Desoxyribonukleinsäure 32
Detektorensystem 92
Dichroitischer Schleier 123
Digitale Bildverarbeitung 89, 123
-, Fluoroskopie 89
-, Lumineszenzradiographie 89
-, Subtraktionsangiographie 89
Digitales Röntgen 90
-, Röntgenbild 88, 90
DIN Norm 6868 105
Dosis am Sensor 111
Dosimeter 123
Dosimetrie 123
Dosimeterauswertstellen 42
Dosis 16, 123
-, effektive 18, 21
-, höchstzulässige 20, 39
-, letale 126
Dosisbegriffe 16, 17
Dosisleistung 124
Dosismeßsonde 112
Dosismessung 39
Dosisverminderung 45
Drehanode 25, 25
Dunkelkammer 55, 124
Dunkelkammerlampe 124
Dunkelkammerlicht 110
Dunkelraumbeleuchtung 110
Durchleuchtung 87
-, Eckzahn Unterkiefer 74, 75, 78
-, Eckzahnaufnahme Oberkiefer 71, 75, 77

E
Einkesselgeräte 48
Einlegen des Filmes 73
Einpulsgenerator 124
Einstellhilfen 124
Einstellung
-, apikale 73
-, marginale 73
-, limbale 73
-, mesial-distal-exzentrische 70, 73
-, orthoradiale 70, 73
Elektromagnetische Wellen 11, 13
Elektronen 13

Elektronenhülle 13
Elemente 13
Emulsion 124
Emulsionsschicht 95
Endwässerung 99
Energie 11, 16
Energiedosis 17, 124
Energieübertragunsvermögen, lineares 32
Entwickler 58, 97, 98, 124
Entwicklertemperatur 98
Entwicklungsautomat 124
Entwicklungsmaschine 56
Entwicklungszeit 97, 98, 124
Erbtragende Struktur 34
EURATOM (Europäische Atomgemeinschaft) 40, 124
Expositionsdosis 17
Extraorale Aufnahme 124

F
Fachkunde Strahlenschutz 21
Fehler
-, bei der Exposition 120
-, Dunkelkammer 121
-, Einstelltechnik 115
- -, Panoramaschichtaufnahme 117, 118, 119
- -, Mundfilme 115 ff
-, Filmbearbeitung 116
Fehleranalyse 115 ff
Fernröntgenaufnahme 55, 84, 85, 124
Festanode 24
Film-Folien-Systeme 27
Filmaufbewahrung 97
Filmbeschriftung 97
Filmbetrachtungsgeräte 104
Filmdosimeter 39, 41, 43, 124
Filmformate 96
Filmhalter 65, 124
Filmkassette 28, 81, 125
Filmmaterial 95
Filmtyp 105
Filmverpackung 125
Filter 26, 125
Fixierbad 60, 125
Fixieren 98
Fixierlösung 98
Fixierzeit 125

Sachverzeichnis

Fokus-Objekt-Abstand 62
Folienfilme 95
Folienunschärfe 63
Formblatt Konstanzprüfung, digitale 113
Frequenz 11, 12
Frontzahnaufnahme Oberkiefer 71, 75, 77
Füllhalterdosimeter 42, 43, 125
Funktionstragende Struktur 34

G
Ganzkörperbestrahlung 33
Ganzkörperdosis 39
Gefährdung
-, des Arztes/der Mitarbeiter 37
-, des Patienten 36
Geometrische Unschärfe 63
Gonadendosis 125
Gradationskurve 61
Grauwertspreizung 89
Gray (Gy) 17, 35, 125
Grenzwellenlänge 26
Grundschleier 61

H
Halbleiterplatte 88
Halbwellenschaltung 48
Halbwertdicke 16
Halbwertschicht 16, 36, 125
Halbwerttiefe 125
Halbwertzeit 125
Haltemaßnahmen am Patienten 43
Handentwicklung 97
Handwurzelaufnahme 85, 86
Haut-Fokus-Abstand 48
Hautoberflächendosis (HOD) 125
Heizstrom 23
Herddosis 18
Hochkontrastauflösung 111
Hochschutzgerät 21
Hochspannung 24
Horizontale Verschiebetechnik 78, 80
-, Winkeleinstellung 69, 73

I
ICRP (Internationale Kommission für Strahlenschutz) 40, 125
Inbetriebnahme Röntgeneinrichtung 40
Integraldosis 125
Ion 13, 125

Ionendosis 17, 25
Ionisation 126
-, Wasser 31
Isolierte Unterkieferaufnahme 81
Isometrieregel 126
Isotope 13

J
Joule (J) 16, 17

K
Kathode 126
Kathodenstrahlröhre 21
Kenngrößen 105, 126
Kernreaktion 14
Kernresonanz 93
Kernspintomographie 93, 126
Kiefergelenk Kontaktaufnahme 82
-, nach Egli 83
-, nach Graf 83
-, nach Lindblom 83
-, nach Schüller 83
Kiefergelenkröntgenbogen TMX 83
Kieferorthopädische Diagnostik 84
Konstanzprüfung 22, 126
-, der Apparate 104
-, der Filmverarbeitung 104
-, digitale 112
-, Filmverarbeitung 61
-, konventionelle 102, 104, 105
-, Protokoll 105, 106
Kontrast 126
-, objektiver 48
-, subjektiver 58
Kontrast und Schärke beeinflussende Faktoren 62
Kontrastanhebung 89
Kontrastdarstellung 87, 126
Kontrastverstärkung 89
Kontrollbereich 19, 20, 40, 126
-, Aufenthalt 40
-, Zutritt 4
Körperdosis 18, 21
Körperhöhlen-Stielanodenröhre 53
Kritische Organe 33

L
Länderausschuß Röntgenverordnung 105
Latentes Bild 58, 126

LET-Wert 32
Letalitätsdosis 35, 126
Lichtgeschwindigkeit 11

M

Milliampère (mA) 23
Magnetresonanztomographie 93, 126
Materialunschärfe 65
Materie 13
Matrix 88
Mindestkontrast 111
Modulationsübertragungsfunktion 67
Molaren Unterkiefer 72, 75, 77
Molarenaufnahme Oberkiefer 71, 74, 76
Mundbodenübersichtsaufnahme 78, 79
Mundfilmstatus 100, 101
-, Montage 101
Mutation 126
Mutationsverdoppelungsdosis 126

N

Netzschalter 126
Neutronen 13
Niedrigkontrastauflösung 111
Normstrahlung 25
Nutzstrahlenbündel 26
Nutzstrahlenfeld 107
-, Ausdehnung 107

O

Oberflächendosis 126
Oberkieferhalbseitenaufnahme 78, 80
Oberkieferübersichtsaufnahme 78, 79
Objektkontrast 60
Objektwahlschalter 48, 49, 126
OECD (Organisation für wirtschaftliche Zusammenarbeit) 40, 126
Optische Dichte 60, 62, 104, 107
-, Dichtekurve 61
Organdosis 18
Orthopantomographie 52, 86 ff, 126
Ortsdosis 18, 22
Ortsdosisleistung 22

P

Paarbildung 14
Panoramaschichtaufnahme 50, 86
Panoramaschichtaufnahmegerät 49 ff

Panoramavergrößerungsaufnahme 53, 54, 126
Parallaxe 30
Paralleltechnik 76 ff, 127
Personendosis 18, 21
Pflichten, Betreiber 40
Pixel 88
Primärblende 104
Primärstrahlenbündel 26
Primärstrahlung 16
Projektion
-, axiale 84
-, frontale 84
-, laterale 84
Projektionsgesetze 62
Projektionsregeln 29
Protonen 13
Prüfkörper 127
-, konventionelle Aufnahmen 108
-, digitale Aufnahmen 112, 126
Prüfkörperaufnahme 105, 109, 110
-, Auswertung 107, 108
-, konventionelle 102, 104, 105
-, Panoramaschichtgerät 110

Q

Qualitätssicherung 102, 127
-, Maßnahmen zur 102
-, konventionelles Röntgen 102
-, Organisation 114

R

rad 17, 127
Radiologische Begriffe 122 ff
Raster 26
Rasterblende 27
Rechtecktubus 48
Rechteckstrichgruppenraster 66
Rechteckstrichraster 66
Rechtwinkeltechnik 76 ff, 127
Referenzfilm 108
Regeneration 99
Regenerierungssystem 99
Relative Biologische Wirksamkeit (RBW) 127
rem 18, 127
Röhreneinstellung intraorale Technik 69
Röhrenheizstrom 62
Röhrenschutzgehäuse 26

Röntgenapparat 55, 127
-, extraorale Aufnahmen 49
Röntgenanlage 127
Röntgenaufnahmeverfahren 47
Röntgenbehandlung 22
Röntgenbild 58
Röntgeneinrichtung 47
Röntgenfilm 95
Röntgengerät 127
Röntgennachweisheft 22, 45
Röntgenröhre 23, 127
Röntgenstatus 69 ff, 127
Röntgenstrahler 15, 22
Röntgenstrahlung 11, 15, 25
-, charakteristische 25
Röntgenuntersuchung 22
Röntgenverordnung RÖV 40 f, 127
-, Richtlinien 40
Rückstellungszeit 93, 94

S
Sachverständigenprüfung, konventionelle 102, 104
Schädelübersichtsaufnahme 55, 84
Schärfe/Unschärfe des Röntgenbildes 63
Schichtaufnahmetechnik 127
-, Prinzip 49, 51
Schleier 107
-, dichroitischer 99
Schleierbildung 109, 110, 128
Schlitzblende 26
Schneidezähne Unterkiefer 72, 75, 78
Schräg-laterale Kiefergelenkaufnahme 83
-, Unterkieferaufnahme 81
Schubscheibenblende 26
Schulen 22
Schulröntgeneinrichtung 22
Schutz vor Primärstrahlung 41
Schutzeinrichtungen 128
Schutzwand 41
Schwärzung 60, 62, 104, 107, 127
Schwärzungsgrad 60
Schwärzungskurve 61
Sekundärblende 104
Seltene Erden (SE-Folien) 27
Senkrechtstrahl 30
Sensitometer 105, 128
Sensor 112
SI-Einheiten 16, 128

Sicherheitsfilm 95, 128
Sichtbares Licht 11
Sievert (Sv) 18, 19, 128
Sonographie 93, 128
Spätschäden 35, 128
Speichertiefe 88
Spin 93
Standarddaten 102, 128
Stochastik 33
-, medizinische 126
Störstrahler 22
Strahlenaustrittsfenster 49
Strahlenbelastung 19, 36
-, Computertomographie 93
-, Gonaden 37
-, Hautoberfläche 82
-, Patienten 38
Strahlenbiologie 31
Strahlenbiologische Wirkung 31
Strahlenempfindlichkeit 33 ff, 128
Strahlenexposition 19
Strahlenkrankheit 35, 128
-, akute 35
Strahlenpegel 19
Strahlenrelief 60
Strahlenschäden
-, akute 34
-, chronische 35
-, genetische 34, 37
-, somatische 33
-, teratogene 33, 36
Strahlenschädigung 32, 35, 36
Strahlenschutz 128
-, Anwendungsgrundsätze 44
-, Patienten 44, 45, 46
-, Personal 40
Strahlenschutzbeauftragter 21, 42, 128
Strahlenschutzkabine 41
Strahlenschutznorm DIN 6811 40
Strahlenschutzüberwachung 4
Strahlenschutzverantwortlicher 20, 42, 43, 128
Strahlenschutzvorschriften 44, 45
Strahlenstörfall 44, 129
Strahlenunfälle 44, 129
Strahlenwirkung
-, direkte 32
-, indirekte 32
Strahler 15, 92

Strahlung 11
-, ionisierende 15, 125
Strahlung (Forts.)
-, radioaktive 15
Streustrahlenraster 26
Streustrahlung 16, 62
Streuung
-, Compton– 14
-, klassische 14
Summationsschattenbild 30
Szintigraphie 93, 129

T
T-Grain-Film 95
Tageslichtfilme 100
Teilkörperdosis 22
Teilschädelaufnahme 49
Thermographie 93, 129
Tiefenblende 26
Toleranzgrenze 108
Tomographie 127
Transparenz 62
Treffer 128
Trefferereignis 32
Trocknen des Filmes 99
Tubus 26, 48, 129
Tumorgenese 35
TÜV 104

U
Überwachungsbereich 129
-, Aufenthalt 40
-, betrieblicher 20
Unterlage 107

V
Vergrößerungsmaßstab 30
Verlaufsfolie 129
Verschiebetechnik, vertikale 78
-, Winkeleinstellung 69, 73
Verstärkerfaktor 27
-, Folien 27
Verstärkerfolie 81, 129
Vollschutzgerät 22

W
Wärmemenge 16
Wechselwirkung Atom/Strahlung 13
Winkelhalbierungstechnik 69 ff

X
Xeroradiographie 88, 129

Z
Zahnärztliche Stelle 110
Zahnmedizinische Apparate 47 ff
Zentralstrahl (ZS) 26, 30, 129
Zonographie 51
Zoom-Darstellung 89
Zwischenwässerung 98, 129